YOGA FÜR DIE REIFEN JAHRE

Beate Cuson

YOGA
FÜR DIE REIFEN JAHRE

Die Fülle des Lebens genießen

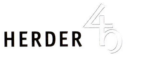

HERDER

FREIBURG · BASEL · WIEN

Haftungsausschluss:
Die im Buch enthaltenen Übungen wurden von der Verfasserin und vom Verlag sorgfältig erarbeitet und geprüft. Eine Garantie kann dennoch nicht übernommen werden. Weder die Autorin noch der Verlag übernehmen die Haftung für Schäden irgendeiner Art. Es handelt sich hierbei um Informationen, die nicht als Diagnose, Behandlung oder Ersatz für eine medizinische Betreuung gedacht sind. Bitte befragen Sie hierzu Ihren Arzt.

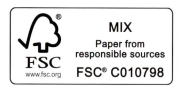

© Verlag Herder GmbH, Freiburg im Breisgau 2016
Alle Rechte vorbehalten
www.herder.de

Umschlaggestaltung: buxdesign Agentur für Konzeption, Gestaltung und Produktion
Covermotiv © Ruth Botzenhardt
Fotos im Innenteil © Viviane Wild, Berlin

Satz: post scriptum, Emmendingen / Hüfingen
Herstellung: Graspo CZ, Zlín

Printed in the Czech Republic
ISBN 978-3-451-60005-0

Inhalt

Vorwort	9
Geleitwort	11

Heiter und gelassen älter werden — 13

Einladung zu einer Entdeckungsreise	13
Die Reife des Lebens	15
(M)Ein Weg in die Fülle	17
Wir fangen gerade erst an	20
In die Fülle des Lebens	22
Yoga für jedes Alter	24
Interview mit Sandra Sabatini	26

Yoga und Gesundheit — 29

Die positive Wirkung des Yoga	29
Yoga wirkt, aber ...	31
Ein glücklicher Rücken	32
Yoga und gesunde Ernährung	33
Wechseljahre – Wandeljahre	36
Beweglichkeit und die Faszination der Faszien	38
Interview mit Gabriele Kumlin	39

Die Weisheit des Yoga ... 43

Was ist Yoga? ... 43

Das Yogasutra des Patanjali ... 45

Die Weisheit eines fließenden Lebens ... 46

Parinamavada – der Fluss der Veränderung ... 47

Yoga als spiritueller Weg ... 48

Die Yamas und Nyamas im Fluss des Älterwerdens ... 49

Interview mit Daniel Orlansky ... 57

Die Kunst des Übens ... 61

Willkommen – Namaste! ... 61

Das eigene Üben ... 62

Die Gunas im Gleichgewicht ... 64

Die Qualität der Asanas ... 65

Im Fluss der Bewegung ... 68

Im Kontakt mit dem Atem ... 71

Interview mit Heide Seeger ... 75

Qualitäten, die wir durch unser Üben kultivieren wollen ... 79

Stille ... 79
Wir kommen an ... 81

Glück und Freude ... 90
Der bewegte Schneidersitz ... 92

Unsere Mitte ... 99
In der Mitte liegt die Kraft ... 101

Schönheit	110
Geschmeidige Katze, glücklicher Hund	112
Achtsamkeit	119
Seitlich dehnen und strecken	121
Vertrauen	126
Kraftvoll geerdet	128
Stärke	136
Mit starken Armen die Welt umarmen	138
Weisheit	145
Stehend und drehend	147
Rhythmus	157
Der Tanz mit der Balance	159
Dankbarkeit	169
Geschmeidige Rückbeugen	171
Loslassen	179
Schwingende Hüften	180
Gelassenheit	191
Lockere Schultern, geschmeidiger Oberkörper	193
Meditation	198
Hineindehnen in die tiefe Entspannung	200
Ein Dank an die wunderbaren Menschen und das Leben ...	213
Anmerkungen	214
Literaturempfehlungen	216
Quellennachweis	218
Über die Autorin	219
Die Modelle	220

Vorwort

Eine Fügung, eine glückliche Fügung, nenne ich es immer noch mit Begeisterung und auch Dankbarkeit, dass ich Beate und ihr wunderbares Flow Yoga gefunden habe. In einer beruflichen Umbruchphase, in der ich dem Tanz nicht mehr so viel Gewicht geben wollte, tat sich ein Zeitfenster auf. Darin spürte ich meine Chance und meinen Wunsch, tiefer in Yoga einzutauchen, es wirklich kennenzulernen und es mit zu meiner Berufung, meinem Beruf, werden zu lassen. Aber jetzt, mit beginnender Reife und nach so vielen Jahren an Ausbildungen, Weiterbildungen, noch einmal etwas Neues beginnen? Welchen Stil? Welcher Lehrer? Hatte ich in allen Yogastunden und Kursen doch immer meine Zweifel, ob Yoga wirklich etwas für mich ist. Und doch war da eine unmissverständliche Stimme in mir, die mir auch sagte: Mit Yoga gehst du in die nächste Lebensphase, in die Reife, und vermittelst es bis ins hohe Alter mit all deiner Lebensweisheit.

Ich hatte mir dafür ganz klare Rahmenbedingungen gesetzt: eine bestimmte Zeitspanne, ein Budget und sogar einen geografischen Rahmen. Yoga sollte sich auf den Weg zu mir machen. So begann ich zu recherchieren. Dann entdeckte ich Beate, ihre Homepage und den einladenden Filmausschnitt ihrer DVD. Es war eine Offenbarung für mich. Nun wusste ich, nach was ich gesucht hatte. Begeistert las ich schon ihr erstes Buch. Es war eine unglaubliche Freude in mir, mich darin wieder selbst zu entdecken – und so manche Gemeinsamkeit in unserer Tanz-Biografie. Ihre erfrischende und einladende Art bei unserem ersten Telefongespräch bestärkte mich darin, meinen Yogaweg zu beginnen, denn Yoga kennt kein Alter, wie sie selbst authentisch vermittelt.

Das lebt und lehrt Beate mit heiterer Gelassenheit. Dabei ist und bleibt sie nah am Leben, auch an ihrem Leben mit all den Glücksmomenten und auch Herausforderungen. In all ihren Fortbildungen und Workshops wird Yoga zu einem ganz individuellen Yoga, für jede Frau, für jeden Mann, für jeden Körper, für jedes Alter und für jede Lebensphase. Was für ein Geschenk, und so selten in der Yogaszene! Bei den vielen »Ausflügen«, die ich auch in andere Yogastile gemacht habe, bringe ich Inspirationen mit, um damit wieder ganz tief in Flow Yoga einzutauchen, zu meinen Wurzeln zurück, die auch immer den Tanz im Hintergrund haben, und in den Fluss meines eigenen Lebens, so wie es jetzt gerade ist. Nur so kann ich Yoga und auch Tanz unterrichten, kann inspirieren: in meiner momentan zur Verfügung stehenden Kraft. So kann ich jeden Menschen darin individuell wahrnehmen und unterstützen, jeden in seiner momentanen Lebensphase und Reife. Ob es meine weit über 70-jährige Teilnehmerin ist, die weltoffen ihre Lebensweisheit ausstrahlt und begeistert mit 20-, 30- oder 40-Jährigen zum Yoga kommt, oder auch schwangere Frauen, in denen selbst neues Leben reift, und all die anderen Menschen, die Yoga erfahren und vor allem erleben wollen.

Dieses Sich-Einlassen auf den Fluss des Lebens beschreibt Beate immer wieder so wundervoll in diesem Buch. Es sind keine neuen Konzepte, es bleibt Beates Flow Yoga, mit der ganzen Fülle ihres Lebens. Ihre Flows bekommen noch mehr Tiefe und Weite und kreieren einen Raum, der eigentlich alterslos ist und vielleicht gerade deshalb auch zu einem Yoga für die reifen Jahre einlädt. Ihre vielseitigen Recherchen in verschiedene Fachrichtungen, wie Yoga uns unterstützen kann, lässt Yoga als ganzheitliches Lebenskonzept erkennen.

Als Mutter von zwei erwachsenen Töchtern, die selbst Yoga praktizieren und von denen eine Tochter inzwischen selbst Yogalehrerin ist, und als Großmutter erlebe ich drei Lebensphasen und das Reifen darin. Mein Enkelsohn lehrt mich das Staunen, das Spielen und begeistert immer wieder Neues zu entdecken, die bedingungslose Liebe und vor allem das Im-Moment-Sein – ein weiser und wahrer kleiner Yogi! Wie kostbar, sich in alldem spiegeln zu dürfen. Mit der Reife des Alters könnten wir öfters mal wieder durch Kinderaugen die Welt erleben. Wir haben uns alle etwas zu geben.

Wie kostbar, dieses Bewusstsein in Beates Buch so vielschichtig zu entdecken. Sie lädt dazu ein und erinnert daran, dass die reifen Jahre uns auch die Ruhe und Gelassenheit des Erkennens und des Betrachtens aus einer anderen Perspektive ermöglichen, um uns mit authentischem Schwung selbst immer wieder neu zu entdecken. Dabei kann uns Yoga lebenslang in einem ganzheitlichen Sinn unterstützen.

In tiefer Verbundenheit – vielen Dank, Beate.

Michaela Rohrbach *Horn, Juli 2016*
Tanzpädagogin, Erzieherin, Yogalehrerin

Geleitwort

Ich erinnere mich daran, wie Beate Cuson mir bei Shavasana ein Kissen unter den Kopf legte, als ihr damals vor 20 Jahren in ihrem Berliner Yogastudio MOVEO auffiel, wie ungesund meine Halswirbel nach hinten geknickt waren. Ich erinnere mich daran, wie Beate Cuson damals vor zehn Jahren bei einem Yogaretreat auf Ibiza meine allerletzten Kräfte herausforderte, als sie kurz vor dem Ende einer dreistündigen Einheit noch einmal zu mehreren kräftigenden Vinyasas einlud. Und ich erinnere mich daran, wie Beate Cuson mich erst kürzlich bei einem Workshop in der Berliner Tanzfabrik glücklich stimmte, als ich zu Musik von Sting Yoga tanzen und dadurch die vertrauten Grenzen des Flow Yoga überschreiten durfte.

In diesen 20 Jahren habe ich mich und mein Yoga verändert, und ich habe erlebt, wie Beate Cuson sich verändert hat und das Yoga, das sie unterrichtet. Während früher die richtige Ausführung des Asanas im Vordergrund stand, und zwar durchaus sportlich und schweißtreibend, sind es jetzt die inneren Haltungen (»Qualitäten«), die ihren Unterricht bestimmen. Es sind mehr die inneren Haltungen, denen die Asanas dienen sollen, und weniger die Asanas selbst, die zu inneren Haltungen führen sollen, wenn man sie nur lange genug übt. So gesehen hat Beate Cuson mit den Jahren eine Reise von einem äußeren Yoga zu einem inneren Yoga gemacht. Sie ist selbst gereift.

Ich bin dankbar dafür, dass ich sie bei dieser Veränderung als Schüler erleben durfte. Für mich ist ihr Yoga einzigartig und besonders.

Und wohin wird Beate Cuson sich in zehn Jahren verändert haben? Und wohin in 20 oder 30 Jahren? Ich wünsche mir und allen Leserinnen und Lesern dieses Buches, dass wir an ihrer weiteren Reise teilnehmen dürfen. Ich freue mich schon jetzt auf ihr Alterswerk.

Dr. Gerd Wacker   *Berlin, Juli 2016*

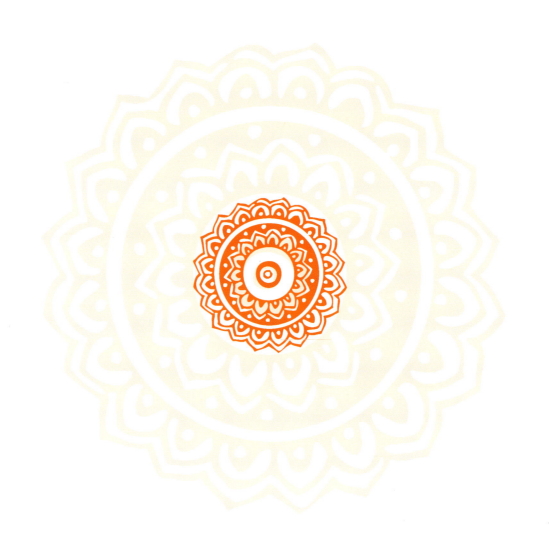

Heiter und gelassen älter werden

Einladung zu einer Entdeckungsreise

Es ist nie zu spät, ein erfülltes und glückliches Leben zu leben.

Wir werden alle nicht jünger, und unsere Lebenszeit verlängert sich. Yoga ist ein Weg, der uns wunderbar unterstützen kann und viele Möglichkeiten bietet, um lange kräftig und beweglich zu bleiben – und das nicht nur körperlich, sondern auch geistig, seelisch und spirituell. Dies können wir unter anderem sehen an Menschen, die uns vorleben, wie man glücklich alt werden und dabei körperlich und geistig fit und beweglich bleiben kann. Einige bekannte Yogalehrer und -lehrerinnen sind hierfür gute Beispiele, wie B. K. S. Iyengar (1918–2014), Gründer des Iyengar-Yoga, Indra Devi (1899–2002), die »First Lady des Yoga«, oder Vanda Scaravelli (1908–1999), die alle noch bis ins sehr hohe Alter Yoga praktiziert und auch noch unterrichtet haben. Ein besonders inspirierendes Vorbild ist die 96 Jahre junge amerikanische Yogalehrerin und begeisterte Salsatänzerin Tao Porchon-Lynch.

Yoga kann zu einer spannenden Entdeckungsreise werden hin zu dem, was uns guttut, und das in jedem Alter. Es schenkt uns die Möglichkeit, unserem Leben mehr Richtung und Tiefe zu geben und mit den vielfältigen Anforderungen und Herausforderungen im Fluss der Zeit heilsam umzugehen. Dabei ist es niemals zu spät, mit Yoga – oder überhaupt mit etwas Neuem – anzufangen.

Die Zeit verfliegt. Entscheide sorgsam, wie du sie nutzt.

Die Yogaübungen in diesem Buch sind für Menschen gedacht, die sich nicht auspowern und über ihre Grenzen gehen wollen, sich aber dennoch ein kraftvolles, dynamisches und bewegungsreiches Üben wünschen. Besonders das fließende Ausführen der Asanas ist wohltuend für unseren Körper, fördert Geschmeidigkeit und Anmut. Auch die aktuellen Erkenntnisse aus der Faszienforschung[1] belegen das.

Ganz wichtig bei unserem Üben ist die Freude an der Bewegung, das spielerische Ausprobieren und neugierige Erforschen, um uns mit allen Sinnen zu erleben und kennenzulernen, unseren Körper, unseren Atem, unseren Geist und unsere Seele. Der Schwerpunkt in diesem Buch liegt nicht so sehr auf den körperlichen Übungen des Hatha Yoga, den Asanas und Flows, sondern mehr auf den Qualitäten, die wir in unserem Üben kultivieren wollen.

Es sind die Qualitäten, die unserem Leben mehr Tiefe geben. Yoga kann dann zu unserem spirituellen Wegweiser werden, indem wir die Yogaweisheiten nicht nur während unseres Übens auf der Yogamatte erleben, sondern sie auch immer mehr in unserem Leben erfahren und anwenden. Yoga kann unser Wegbegleiter werden, in Frieden und Harmonie zu leben, sowohl in unserem individuellen Leben als auch mit anderen und der Welt.

Und dann kommt die Zeit,
da Yoga nicht mehr etwas ist,
was du zweimal am Tag tust.
Es ist immer da.
In jeder Geste, in jedem Schritt.
Du gehst, du wendest den Kopf,
du hältst eine Tasse, du triffst eine Entscheidung,
alles ist Asana.
Es zeigt sich in allem …

Leichtigkeit und Anmut.
Freiheit und Harmonie
Frederic LeBoyer[2]

In vielen Aspekten ähnelt unsere Entwicklung im Yoga sehr dem Verlauf des Älterwerdens. Auch im Yoga geht es darum, Erfahrungen zu machen, in die Tiefe zu gehen, zu reifen, Weisheit zu kultivieren und inneren Frieden zu finden. Die verschiedenen Wege und Weisheiten des Yoga können uns deshalb sehr gut auf diesem Weg unterstützen, unsere Gesundheit fördern und uns den Wert eines achtsamen und bewussten Lebens vermitteln. Es sind diese Qualitäten, die uns auf dem Weg des Älterwerdens in die Fülle führen, zum inneren Glück und inneren Frieden.

Die Reife des Lebens

Als der Verlag den Titel für dieses Buch vorschlug, war ich zunächst einmal irritiert, da ich mit der Bedeutung des Wortes »Reife« nicht viel anfangen konnte und dieses Wort auch gar nicht so mochte.

Ich assoziierte damit eine Frucht vor dem Verfaulen oder auch Begriffe wie mittlere Reife, Reifeprüfung; die Zeit ist reif; eine Idee, ein Projekt oder ein Gedanke reift; reif sein für etwas. Aber was bedeutet Reife wirklich? Und was heißt es besonders im Verlauf unseres Älterwerdens? Ich entdeckte, dass Reife vielschichtig und vielfältig ist, unterschiedliche Aspekte und Bereiche umfasst und so bunt und lebendig sein kann wie auch das Leben. Was bedeutet es also, ein reifer Mensch zu werden? Bedeutet Reife, viel Lebenserfahrung zu haben? Und werden wir somit alle reifer, wenn wir älter werden? Wege zur Reife sind, wie auch das Leben, individuell und sehr persönlich. Das zeigt, wie spannend es bis ins hohe Alter sein kann, zu lernen und vielleicht auch neue Wege zu gehen.

Viele meiner Einsichten und Erkenntnisse zu diesem Thema habe ich durch die Veröffentlichungen der Logotherapeutin Boglarka Hadinger gewonnen. Sie beschäftigt sich intensiv mit dem Thema des Reifens und stellt die These auf, dass es heutzutage kaum noch reife Menschen gebe, weil die Reife eine Qualität ist, die in der Öffentlichkeit und oft auch in unserem individuellen Leben keinen sehr hohen Wert besitzt. Auf die Frage an Frau Hadinger, woran man einen unreifen Menschen erkenne, lautete ihre Antwort:

»Zum Beispiel an einer extremen Ich-Orientierung. In der Unfähigkeit, vom anderen her zu denken. In der Unfähigkeit, für einen größeren Wert auf Augenblicksbefriedigung zu verzichten. Darin, dass man vor einer Verantwortung flüchtet und sich nie an der Sinnfrage orientiert, sondern daran, was – oder wer – einem den größtmöglichen Nutzen bringt. Unreife zeigt sich auch darin, dass man sich der Frage, ob etwas dieser Welt guttut oder schadet, nicht stellt.«[3]

Und das ist leider ein verbreitetes Phänomen in unserer Welt und zeigt, wie wenig Reife von vielen Menschen und unserer Gesellschaft angestrebt wird. Reife bedeutet auch kein Endzustand nach dem Motto: »Nun bin ich reif, nun bin ich weise (oder sogar erleuchtet), und nun kommt nichts mehr.« Reife bedeutet, offen zu sein für ein lebenslanges Lernen und das Kultivieren von Lebensqualität für uns selbst, andere und unsere Umwelt.

Je mehr wir spirituell reifen, desto weniger muss unser Selbstrespekt durch Lob und besondere Aufmerksamkeit gestärkt werden. Wenn unser Gedankenprozess mitfüh-

lender und weniger egozentrisch wird, fühlen wir uns zunehmend zufriedener mit uns selbst und unserem Leben. Wir kommen leichter mit anderen Menschen zurecht und haben es nicht nötig, die Aufmerksamkeit auf unseren Erfolg zu lenken oder uns über unsere Probleme zu beschweren.
Dadi Janki[4]

Besonders schön finde ich auch die Beschreibung von Frau Hadinger, ein Zeichen von Reife sei es, sich ein Stück »verzauberte Seele« zu bewahren, ein Gespür für die Wunder des Lebens und der Welt und dem Wissen, dass nicht alles im Leben berechenbar und planbar ist.

Dies führt zu der Einsicht in die Weisheit eines Lebens im Wandel, im Flow. *Panta rhei*, wie es in der Fluss-Lehre des griechischen Philosophen Heraklit benannt ist: »Alles fließt« und nichts bleibt. Im Yoga finden wir dies in der Lehre von der beständigen Veränderung, *Parinamavada* genannt.

Reife bedeutet für mich, das Staunen nicht verlernt zu haben, offen und kreativ zu sein und auch einmal neue Wege zu gehen. Es zeigt sich in der Fähigkeit, andere Meinungen interessiert anzunehmen, auch wenn sie uns erst einmal fremd oder gar falsch erscheinen.

So können wir unser ganzes Leben wachsen und reifen und unser Älterwerden als eine erfüllende Zeit sehen. Das Leben stellt uns immer wieder neue Fragen, und wir sind aufgefordert, sie für uns zu beantworten. Wir können an den Fragen und Herausforderungen, an den Höhen und Tiefen zerbrechen oder daran reifen und wachsen. Wir haben die Freiheit, uns zu entscheiden.

Osho erwähnte einmal den Unterschied zwischen Altern und Reifen. Er meinte, nur wenige Menschen hätten das Glück, je reif zu werden. Der Rest werde lediglich alt und gehe auf den Tod zu. Ein Mensch, der gereift sei, besitze Würde und Schönheit, Mitgefühl und Liebe.

Und da habe ich immer das Bild meiner Mutter vor mir, mit wie viel Würde, Schönheit, Liebe und Reife sie ihre Krankheit, den Krebs, annahm, durchlebte, im Sterben lag, bis hin zu ihrem Tod

Schwierigkeiten, Niederlagen und Krisen bekommt jeder von uns auf seinem Lebensweg serviert. Ich sehe sie als Trainingseinheiten, die mir helfen, innerlich zu wachsen. Denn meistens erkenne ich im Nachhinein, dass ich damit stärker, klarer und reifer geworden bin.
Nina Ruge[5]

(M)Ein Weg in die Fülle

Stürze dich kühn in die Fülle des Lebens.
Johann Wolfgang von Goethe

Ich kann mich noch sehr gut daran erinnern, wie mir als 20-Jährige bereits die über 30-Jährigen alt erschienen. Aber es war kein negatives Bild, sondern eher verbunden mit einem ehrfürchtigen, ja bewundernden Gefühl. Bereits als Teenager war ich gerne mit Älteren zusammen. Für mich bedeutete Ältersein oder Altsein nie etwas Negatives. Menschen bewertete ich nicht danach, ob sie alt oder jung waren, Falten hatten oder keine, sondern danach, ob ich sie spießig und langweilig oder nett, offen und interessant fand.

Mit 21 lernte ich meinen ersten Yogalehrer kennen, einen faszinierenden Mann im Alter von über 80 Jahren mit einer inspirierenden Lebensgeschichte. Nach seinem erfolgreichen Leben als Geschäftsmann verkaufte er im Alter von Anfang 60 sein Geschäft und Eigentum und reiste nach Indien. Dort begann er ein neues Leben und wurde im Laufe der Jahre ein wunderbarer Yogalehrer.

Seit dieser ersten Begegnung mit Yoga lernte ich eher aus Büchern, da zu dieser Zeit noch kaum Yogaunterricht angeboten wurde. Nach meiner Ausbildung zur Heilpraktikerin vertiefte ich mich mehr in den Tanz, studierte verschiedene Tanzrichtungen wie Contact Improvisation, New Dance, Modern Dance, Afro- und AfroBrasilian-Dance sowie Capoeira.

Bald begann ich, Tanz und – mit meinem Ehemann – Capoeira, den afrobrasilianischen Kampfsporttanz, zu unterrichten. Manche Asanas und der Sonnengruß waren oft Bestandteil im Aufwärmprogramm vor dem Training, beim Unterrichten und in den vielen Auffführungen, ohne sie jedoch im Bewusstsein des Yoga auszuführen.

Mit Anfang 30 kam Yoga wieder zu mir. Ich lebte zu dieser Zeit in San Francisco, lernte dort viele wunderbare Yogalehrer kennen, und eine große Begeisterung für Yoga entstand. Neben meinem Tanzen begann nun mein kontinuierlicher Weg in die Welt des Yoga, und dieser begleitet mich seit nunmehr über 25 Jahren in Fülle und großer Vielfältigkeit und war und ist seitdem in meinem Leben immer präsent.

Nun lebe ich im sogenannten Herbst meines Lebens und befinde mich in diesem wunderbaren, geheimnisvollen und auch manchmal beängstigenden Fluss des Lebens und des Älterwerdens. Ich genieße diese Zeit, Es ist für mich eine

Zeit mit mehr innerem Frieden, Ausgeglichenheit und Gelassenheit. Ich habe viel erlebt – wunderbare Höhen und schmerzhafte Tiefen, viele Erfolge und einige Krisen. Ich muss mir und anderen nichts mehr beweisen, stehe nicht mehr unter dem Druck, etwas erreichen zu müssen oder etwas zu verpassen.

Die wilden Zeiten sind gelebt und auch die Zeiten großer Verantwortung und Überlastung überstanden. Zur Ruhe gekommen ist auch der oft heftige Tanz der Hormone mit all seinen Leidenschaften, Verliebtheiten und Dramen. Vergänglichkeit, Sterben und Tod habe ich erlebt mit den von mir am meisten geliebten Menschen, meinem Ehemann und meinen Eltern. Auch eine eigene Krankheit hat mich viel gelehrt.

Die Phase des Älterwerdens – und das ist ja erst der Anfang – ist wieder eine Bewegung, ein Wandel in etwas Neues. Ein Wandel sowohl in unserem individuellen Leben als auch in der Gesellschaft. Ich bin eine von den vielen »jungen Alten«, den sogenannten Babyboomern, die in etwa zwischen 1950 und 1965 geboren sind. Wir sind viele, und viele von uns wünschen sich ein Leben in Fülle und sehen dabei das Älterwerden nicht als einen Verlust an Lebendigkeit, Schönheit und Vitalität, sondern als eine Zeit des Wachstums, der Reife und erfüllten Lebens.

Egal, in welchem Alter wir sind, unser Leben ist immer in Bewegung. Es ist ein Kunstwerk, das wir fortwährend gestalten. Unser Leben ist unser Lehrer und bringt uns immer wieder neue Aufgaben und Herausforderungen. Solange wir gesund sind, können wir auch im hohen Alter immer wieder etwas Neues anfangen.

Der italienische Philosoph Norberto Bobbio schrieb mit 83 Jahren:

Das Alter spiegelt deine Ansicht vom Leben wider, und noch im Alter wird deine Einstellung zum Leben davon geprägt, ob du das Leben wie einen steilen Berg begriffen hast, der bestiegen werden muss, oder wie einen breiten Strom, in den du eintauchst, um langsam zur Mündung zu schwimmen, oder wie einen undurchdringlichen Wald, in dem du herumirrst, ohne je genau zu wissen, welchen Weg du einschlagen musst, um wieder ins Freie zu kommen.[6]

Forever young – für immer jung – so will es vielleicht mehr der Zeitgeist, und viele strampeln sich dafür mühevoll ab. Sich geistig und körperlich fit zu halten kann ein wunderbarer Weg sein, doch wenn er zur Obsession wird, verhindert er den Blick auf die Vorteile und Früchte des Älterwerdens. Das Leben wirklich zu leben ist eine *Kunst*, und diese verschreibt sich nicht der Verdrängung, sondern sieht allem im Leben aufgeschlossen und neugierig entgegen, egal, in welchem Alter.

In dem Song von Bob Dylan ist der Wunsch, »für immer jung« zu bleiben, nicht zu verstehen als der letztlich unsinnige Traum von »ewiger Jugend«, sondern im übertragenen Sinne als ein Jungbleiben im Herzen, im Geist und in der Seele.

> Forever young[7] / Bob Dylan
> *Möge Gott dich segnen und immer bewahren,*
> *Mögen deine Wünsche alle wahr werden,*
> *Mögest du immer für andere da sein*
> *Und andere für dich da sein.*
> *Mögest du eine Leiter zu den Sternen bauen*
> *Und auf jede Sprosse klettern,*
> *Mögest du für immer jung bleiben,*
> *Für immer jung, für immer jung …*
>
> *Mögest du lernen, rechtschaffen zu sein,*
> *Mögest du lernen, treu zu sein,*
> *Mögest du immer die Wahrheit kennen*
> *Und das Licht, das dich umgibt sehen.*
> *Mögest du immer mutig sein,*
> *Aufrecht stehen und stark sein,*
> *Mögest du für immer jung bleiben,*
> *Für immer jung, für immer jung …*
>
> *Mögen deine Hände immer zu tun haben,*
> *Mögen deine Füße immer flink sein,*
> *Mögest du einen starken Boden unter dir haben,*
> *Wenn die Winde der Veränderung sich drehen.*
> *Möge dein Herz immer fröhlich sein,*
> *Möge dein Lied immer gesungen werden,*
> *Mögest du für immer jung bleiben,*
> *Für immer jung, für immer jung,*
> *Mögest du für immer jung bleiben.*

Wir fangen gerade erst an

Eine neue Idee, ein neuer Beruf, eine andere Lebensform oder ein ganz neues Leben, vielleicht in einem anderen Land? Das erleben wir in unseren jüngeren Jahren, und manche tun es auch noch mit 90. Solange wir gesund und fit sind und auch die finanziellen Mittel haben, stehen uns auch im Alter viele Möglichkeiten offen. Ich kenne immer mehr Menschen, die noch im hohen Alter – und manche gerade erst dann – den Schritt in eine Veränderung und auf einen neuen Weg wagen.

Das Leben und das Alter sind sehr individuelle Prozesse. Wir alle werden auf eine sehr persönliche Art und Weise älter. Es gibt keinen festen Ablauf, keine eindeutige Festlegung, ab welchem Alter genau welche Veränderungen eintreten. Wir altern nicht nach der Uhr oder dem Kalender. Manche sind mit über 80 fit und vital, andere fühlen sich in ihren 40ern schon alt und glauben, die besten Jahre bereits verloren zu haben.

> *Du bist so jung wie deine Zuversicht,*
> *so alt wie deine Zweifel,*
> *so jung wie deine Hoffnung,*
> *so alt wie deine Verzagtheit.*
> *(…)*
> *Niemand wird alt, weil er eine Anzahl*
> *Jahre hinter sich gebracht hat.*
> *Man wird alt, wenn man seinen Idealen Lebewohl sagt.*
> Albert Schweitzer

Wie man sich fühlt, hat auch viel mit dem Bild zu tun, das man sich vom Leben und vom Alter macht. So haben Forscher herausgefunden, dass ältere Menschen langsamer und gebeugter gehen, wenn man sie vorher mit negativen Altersbildern konfrontiert hat. Auch schneiden sie bei Gedächtnisübungen schlechter ab, wenn ihnen davor mitgeteilt wurde, dass im Alter die geistige Leistungsfähigkeit abnimmt.

Menschen mit einer negativen Einstellung werden oft von ihren Vorurteilen eingeholt. Mit den Jahren verschlechtert sich ihr Bild von sich selbst, und dann fehlt zunehmend die Kraft, etwas zu verändern.

Unzählige Wissenschaftler unterschiedlicher Fachrichtung erforschen seit Längerem das Älterwerden und das Alter, und es erscheinen viele Studien dazu.

Unter anderem bestätigen diese Untersuchungen, dass Menschen mit einer positiven Einstellung deutlich länger leben und dabei gesünder und zufriedener sind, wenn sie offen für Veränderung bleiben. »Das Bild, das man selbst vom Alter hat, beeinflusst, wie gut man physisch und psychisch altert«, sagt dazu unter anderem der Jenaer Altersforscher Christoph Englert.[8]

Wir sind nicht Sklaven unserer Gene, wir haben die Möglichkeit, uns zu verändern, und damit auch im Umgang mit unserem Leben etwas zu verändern; und das ist nicht vom Alter abhängig. Besonders in der heutigen Zeit in unserer westlichen Kultur haben wir viele Möglichkeiten und Freiheiten, sind weniger festgelegt durch gesellschaftliche oder religiöse Regeln.

Wir haben heutzutage diese wunderbare Freiheit, unser Leben auch – oder vielleicht gerade dann zum ersten Mal – mit zunehmendem Alter individuell zu gestalten und sogar noch ganz neue Wege zu gehen. Auch andere Lebensformen können wir im Alter noch wählen, zum Beispiel ein Leben in Mehrgenerationen-Häusern und -Projekten oder in alternativen Wohnformen, allein oder in Gemeinschaft mit anderen.

Noch nie gab es so viele Menschen, die sogar noch im sehr hohen Alter aktiv und kreativ sind, offen für Neues und voller Zuversicht. Ich bin fasziniert von den interessanten und besonderen Lebensgeschichten von Menschen, die ihre Berufung gefunden haben, Menschen aus Kunst, Kultur, Wissenschaft und Politik, die noch weit bis ins hohe Alter ihren Beruf, ihre Berufung und Leidenschaft, ausüben.

> *Das Altwerden ist nicht bloß ein Abbauen und Hinwelken; es hat, wie jede Lebensstufe, seine eigenen Werte, seinen eigenen Zauber, seine eigene Weisheit, seine eigene Trauer.*
> Hermann Hesse

Ich freue mich sehr, dass immer mehr auch in den Medien, in Zeitschriften und Büchern von Menschen berichtet wird, die noch spät im Leben einiges an Veränderung gewagt haben; da lautet dann etwa eine Überschrift »Vom Bankdirektor zum Biobauern«[9] mit 61 Jahren; eine Lehrerin eröffnet mit Anfang 70 ihr eigenes Café und eine Schneiderin im gleichen Alter erfüllt sich einen Traum und wird Köchin. Ich habe sogar mehrmals erfahren, dass die große Liebe auch noch im hohen Alter gefunden wurde.

Und auch wir, die starke und selbstbewusste Babyboomer-Generation, werden das Bild des Alters, und dadurch auch das Bild vom Leben, weiterhin maßgeblich beeinflussen und bestimmen. Fähigkeiten wie Neugier, Begeisterung, Vertrauen, Glauben und Mut helfen uns dabei – die Fähigkeiten und Qualitäten, die wir auch durch Yoga kultivieren wollen.

In die Fülle des Lebens

Bei meiner Recherche zur »Fülle« und was es bedeuten kann, ein Leben in Fülle zu führen, bin ich unter anderem darauf gestoßen, dass man auch im religiösen Kontext über diesen Begriff nachgedacht hat. Zum Beispiel heißt es im Johannesevangelium zu Jesus als dem guten Hirten: »Ich bin gekommen, damit sie das Leben haben, und es in Fülle haben.« (Joh. 10,10) Ein Leben in Fülle meint hier im Wesentlichen ein zufriedenes und erfülltes Leben, das nach ethischen Grundsätzen ausgerichtet ist. Es heißt allerdings nicht, dass wir damit völlig frei wären von Leiden. Schmerz, Trauer und Leid gehören hier zum Leben dazu, auch und gerade zu einem Leben in der Fülle, dabei kann uns aber das Gefühl stärken, dass wir im Einklang mit dem eigenen Gewissen leben, und damit auch mit Gott, wie immer wir ihn für uns verstehen.

Im Yoga existiert die Lehre von der Fülle, die Lehre von *Purna*. *Purna*, ein Wort aus dem Sanskrit, bedeutet »Fülle, in Fülle vorhanden, erfüllt, voll, ganz und zufrieden sein«.

> *Yoga heißt, im Hier und Jetzt dieser Welt die Fülle unmittelbar zu erfahren. … Die phänomenale Welt vermehrt diese Fülle nicht. Ohne sie wäre diese Fülle auch nicht vorhanden. Die Erfahrung der Fülle meint die Erfahrung einer Einheit, die alles umfasst, der nichts wegzunehmen und der auch nichts hinzuzufügen wäre.*
> Eckard Wolz-Gottwald[10]

Es gibt ein bekanntes Mantra, das in der indischen Kultur weit verbreitet ist:
Om Purnamadah Purnamidam Purnat Purnamudachyate Purnasya Purnamadaya Purnameva Vashishyate
Om Fülle hier, Fülle dort, nimm von der Fülle, nähre die Fülle
die Fülle bleibt immer die Fülle

Zu diesem Bild der unerschöpflichen Fülle in allem gibt es den schönen Vergleich mit den Wellen im Ozean. Im Ozean gibt es unzählige Wellen, und auch wenn jede einzelne Welle anders erscheinen mag als die andere, sind sie doch nicht getrennt voneinander. Wir können die Welle vom Ganzen nicht »wegnehmen«, so wie wir nicht einen Teil des Ozeans wegnehmen können. Alle Wellen sind Teil des Ozeans, alles ist Teil von Purna, der Fülle.

Was bedeutet Fülle für uns? Was bedeutet ein erfülltes Leben oder seine Erfüllung gefunden zu haben? Häufig sehen wir in unserem Leben eher das, was uns angeblich fehlt, und nicht das, was wir bereits haben. Viele leben mit einem Gefühl des Mangels, der sie blind macht für all das, was sie bereits haben. Unsere Gesellschaft mit all dem Konsum unterstützt noch dieses Gefühl, niemals genug zu haben. Was heute oft fehlt, ist die innere Fülle; ein Mangel an Muße, Zeit, Energie und Harmonie. Es fehlt die Zeit, zu sein, zu wachsen und zu reifen.

Da sollten wir uns immer wieder fragen: Was könnte mich erfüllen? Welche Richtung kann ich noch einschlagen, auch mit zunehmendem Alter? Was ist mir wichtig in meinem Leben? Der Hirnforscher Gerald Hüther drückt es so aus: »Wir leben alle so dahin, lassen uns leben und treiben, stellen aber die entscheidenden Fragen nicht, die da lauten: Was will ich wirklich? Warum will ich hier unterwegs sein? Was kann ich bewegen? Diese elementaren Fragen liegen oft tief verborgen, zugeschüttet mit Alltagsmüll, verdrängt durch Geschäftigkeit. Die heutige Wirtschaftswelt basiert meist auf Wachstum statt auf Ethik – dadurch werden Menschen gefördert, die funktionieren, aber nicht mehr sie selbst sind. Wir werden belohnt dafür, unachtsam mit uns und unserem Umfeld zu sein.«[11]

Fülle in unserem Leben erreichen wir nicht durch viel Geld, Besitz, Konsum oder Ruhm, sondern mehr durch eine innere Fülle, ein Erfülltsein aus einer Liebe zum Leben, die uns offen macht und neugierig auf die Welt. Das Leben, die Natur, das Universum sind ein so großes Wunder und voller Fülle. Es ist ein Wunder, dass wir atmen und wie unser Körper lebt und sich bewegt.

Fülle finden wir durch eine Arbeit, die uns erfüllt, in der Zeit für Kreativität, in der Zeit des Nichttuns und Spielens, und in der wertvollen Zeit mit unserem Partner, mit der Familie, mit Freunden und in der Gemeinschaft.

Fülle können wir in vielen kleinen Dingen finden, auch mit wenig Geld und ohne viel dafür zu tun. Wann haben wir zum letzten Mal den wundervollen Nachthimmel bewundert? Wann den Wellen am See oder am Meer zugeschaut oder mit geschlossenen Augen dem Plätschern des Wassers gelauscht? Wann haben wir das letzte Mal bewusst den Gesang der Vögel wahrgenommen oder unter einem Baum die Blätter tanzen sehen?

Yoga für jedes Alter

Ich will nicht wissen, was angeblich unmöglich ist.
Mich interessiert das, was ich tun kann.
Tao Porchon-Lynch, mit 97 Jahren aktive
und unterrichtende Yogalehrerin

So manch einer kennt heutzutage Yoga als ein schweißtreibendes Workout, das viele fitte, junge Menschen begeistert. Besonders in den großen Städten und Fitnessstudios ist diese Art des Übens sehr verbreitet. Dort gibt es auch einige schicke Yoga-Studios, in denen man leicht das Gefühl bekommt, zu alt, zu dick und falsch angezogen zu sein. Auch viele Medien vermitteln oft dieses Bild von den jungen, schönen und dünnen Yogis und Yoginis, die sich gerne in geradezu akrobatischen Verbiegungen darstellen, oder leider auch in Positionen, die den meisten Körpern auf Dauer nichts Gutes tun.

Dies ist aber nur ein ganz kleiner Ausschnitt aus der vielfältigen und bunten Yogawelt. Yoga ist für jedes Alter und jeden Körper geeignet und bietet heutzutage für jeden die Möglichkeit, *sein* Yoga zu seiner Zeit zu finden. Auch für die besonderen Anforderungen und Bedürfnisse ganz bestimmter Lebensphasen gibt es viele Angebote: Yoga vor und nach der Geburt, Kinderyoga, Yoga für Teens, Yogatherapie, Yoga für Dicke, Yoga für Männer und Yoga für die Älteren. Häufig werden diese Kurse bezeichnet als Yoga 50+ oder 60+ oder Yoga für Senioren. Aber was bedeuten diese Bezeichnungen? Und was bedeutet Yoga für Ältere? Bedeutet es, nur noch langsam, sanft und vorsichtig die Asanas zu üben?

Als ich mit meiner Recherche über Yoga im Alter begann, war ich doch sehr überrascht. Die Beschreibungen der Kurse 50+ hören sich an, als ob wir, die über 50-Jährigen, Yoga nun ganz anders praktizieren müssten als die Jüngeren Und was wird dann im Kurs »Yoga 60+« geübt? Nach meiner Erfahrung und den Erfahrungen vieler anderer unterrichtender Yoga- und Bewegungslehrer ist diese Einteilung in Altersgruppen nicht mehr zeitgemäß, da die Möglichkeiten und Kenntnisse meist nicht vom Alter abhängig sind. In den letzten Jahren kann ich sogar feststellen, dass ältere Teilnehmer meiner Kurse oft die Fitteren sind.

Yoga entfaltet seine Möglichkeiten erst dann, wenn die Übungspraxis den Zielen und Gegebenheiten eines Menschen angepasst ist.[12]

Yoga wurde seit jeher und kann auch heute in aller Tiefe in jedem Alter praktiziert werden. Nur ist es dabei wichtig, in den Asanas und Flows auf die speziellen Bedürfnisse einzugehen und die Veränderungen unseres Körpers in den unterschiedlichen Phasen des Lebens zu berücksichtigen. Die Atemübungen, die Meditation und die anderen Wege und Weisheiten des Yoga, wie etwa die weiter unten folgenden Empfehlungen zu den Yamas und Nyamas, können nahezu immer von jedem in jedem Alter ohne Einschränkungen geübt und gelebt werden. Die positiven Wirkungen eines kontinuierlichen und gesunden Übens der Asanas für unseren Körper, unseren Organismus und unser Gehirn, und somit für unsere Gesundheit, sind vielfältig. Auch Menschen, die in jüngeren Jahren noch nicht an Yoga interessiert waren oder einfach bisher nicht die Zeit dazu hatten, können noch im hohen Alter mit Yoga beginnen.

In einem Unterricht können auch unterschiedliche Altersgruppen wunderbar zusammen üben. In meinen Yogaferienwochen und Kursen liegt der Altersunterschied manchmal sogar zwischen 17 und 77 Jahren. Schwieriger ist es, eine Gruppe zu unterrichten, in der die Teilnehmer und Teilnehmerinnen sehr unterschiedliche Bewegungserfahrungen und Voraussetzungen haben, was oft nicht vom Alter abhängt.

> *Opfert nicht euren Instinkt auf dem Altar der vermeintlich großartigen Pose. Behandelt euren Körper nicht, als wäre er ein Fremder, sondern entwickelt einen freundschaftlichen Umgang mit ihm. Beobachtet ihn, hört ihm zu. Findet heraus, was er braucht, gebt es ihm – und habt Spaß dabei. Spüren heißt Lebendigsein!*
> Vanda Scaravelli[13]

Mit zunehmendem Alter werden wir allerdings mehr mit körperlichen Beeinträchtigungen konfrontiert, wie zum Beispiel fehlende Beweglichkeit und Kraft oder Herausforderungen mit dem Gleichgewicht. Ebenso können Auswirkungen früherer Verletzungen oder Unfälle uns in unserem Üben einschränken.

Auch die besonderen Bedürfnisse bei Erkrankungen, wie Herz-Kreislauf-Erkrankungen, Diabetes oder Gelenkerkrankungen, erfordern ein spezielles Üben der Asanas und Flows. Gleiches gilt für Übergewicht und chronische Rückenschmerzen, wobei diese körperlichen Beeinträchtigungen immer mehr auch im jungen Alter festzustellen sind.

Interview mit Sandra Sabatini

Sandra Sabatini wurde in Australien geboren, wuchs in Afrika auf und kehrte in ihren Zwanzigern in das Land ihrer Eltern, nach Italien, zurück. Sie begann mit Anfang 30 ihre Yogapraxis und wurde 1985 Schülerin der Yoga-Pionierin Vanda Scaravelli. Sandra bietet Yogaseminare in den USA, Italien, Israel, Indien, England und Deutschland an. Auf Deutsch ist von ihr bisher das Buch »Atem – Die Essenz des Yoga« erschienen. (www.sandrasabatini.info)

Wann kam Yoga zu dir?
Yoga erreichte mich im Alter von 30 Jahren zu einer Zeit, in der ich mich verwirrt fühlte durch praktisch alles im Leben.

Was hat dich motiviert, mit Yoga anzufangen?
Ich fühlte mich wie ein bunter Ballon am Himmel schwebend, mit einer hübschen Ausschau auf die Erde unter mir. Wann immer ich landete, oder treffender, wann immer ich einen Punkt erreichte, an dem ich landen musste, überkam mich ein Gefühl, dass ich weder über die Mittel verfüge zu verstehen, was um mich herum geschieht, noch eine sinnvolle Beziehung zu den Menschen aufbauen konnte, die ich traf.

Welche Bedeutung hat Yoga für dich?
So kam es, dass Yoga sich zu Beginn wie ein Mittel anfühlte, das mir helfen würde, mit anderen in Kommunikation zu treten, ohne all die sozialen Stereotype zu nutzen. Dort, auf der Yogamatte, suchten wir alle nach Veränderung, Einsicht, einem Weg, unsere innere Stimme zu stärken und einen tieferen Sinn für die Reise durch das Leben zu finden. Was auch immer nach den Übungen gesagt wurde hatte Bedeutung, da es von tief im Inneren kam und daher verständlich und wahr wurde. Es entwickelte sich zu einer Form des Seins.

Ich wurde fest verbunden mit meinen Füßen und der Erde darunter, oder zumindest all der Momente gewahr, in denen ich die Verbindung verloren hatte, und wurde mir des Zustands des einzigartigen Planeten Erde, den wir alle teilen, schmerzlich bewusst.

Wie sieht dein Üben aus?
Meine tägliche Übung besteht darin, eine freudige Unterhaltung mit der Farbe des Himmels, dem sausenden Wind, dem Baum vor meinem Fenster und meinen Füßen zu führen. Wenn die Füße klein aussehen, dann sind es stehende Positionen; sehen sie groß aus, dann sitzen und atmen; sind sie kalt, übe ich Gehmeditation; sind sie heiß, sind Vorbeugen dran.

Aber hauptsächlich improvisiere ich, denn das ist der magische Ort, die magische Zeit an jedem Tag meines Lebens, in der mir niemand den großen Freiraum der Entdeckung nehmen kann. Tag für Tag. Es ist ein Segen, den ich beim Unterrichten weitergebe. Ich folge einigen Vorschlägen, die mir beim Aufwachen zukommen, nach ein wenig Umherrollen auf der Yogamatte. Lasst uns erkunden, lasst uns gemeinsam suchen; wir wollen sehen, was frisch und neu sein kann nach 40 Jahren des Übens.

Was für einen Einfluss hat dein Yoga in deinem Alltag?
Der Einfluss der Yogapraxis auf mein tagtägliches Leben … und bedeutende Veränderungen: Wenn ich zurückblicke, fühlt es sich an, wie am Meer zu sein, wo ich dem Geräusch der Wellen lausche … Ich blicke auf die Klippen, die rauen und spitzen Felsen … meine Übungen sind wie die andauernde Abtragung, die die Wellen den harten und rauen Felsen bringen durch die Gezeiten.

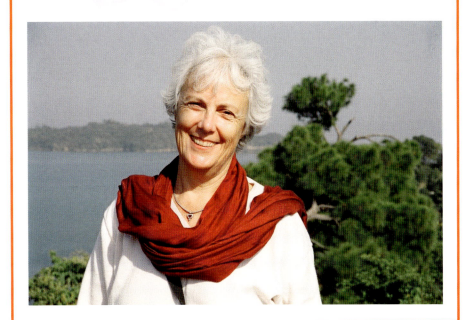

Was hat sich im Yoga für dich im Laufe der Jahre verändert?
Zu Beginn blieben die Veränderungen unbemerkt. Die Felsen waren so unnachgiebig, dass es schien, als würde nicht einmal ein Kratzer an ihrer Oberfläche zurückbleiben. Monate und Jahre vergingen. Wenn man nun zufällig die Oberfläche berührte, war es doch möglich, eine neugeborene Glätte vorzufinden. Zeit reibt die anfängliche Schroffheit ab. Der stetige Fluss von Atem und Gewahrsein bringt Glätte, Ebenheit, etwas Klarheit.

Was bedeutet Yoga für dich in Bezug auf Themen wie Alter, Krankheit, Vergänglichkeit, Sterben und Tod?
Es fühlt sich an, als ob der Felsen eines Tages in tausend kleine Kieselchen, weißen Sand, glänzende Kristalle zerbrechen könnte, von den Wellen aufgesaugt und zurück in den Ozean transportiert würde.

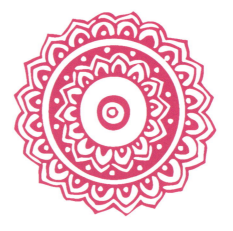

Yoga und Gesundheit

Die positive Wirkung des Yoga

Gesundheit ist ein Zustand des vollständigen körperlichen, geistigen und sozialen Wohlergehens und nicht nur das Fehlen von Krankheit oder Gebrechen.
Definition der Weltgesundheitsorganisation (WHO)
zu dem Begriff »Gesundheit«

Unser Körper ist ein Wunderwerk der Natur. Mit unglaublicher Präzision laufen permanent unzählige biochemische Prozesse ab. Eine Unzahl von Geschehnissen finden in jedem einzelnen Augenblick statt, und das ohne unser bewusstes Zutun. Es sind Prozesse, die einander beeinflussen und sich gegenseitig regulieren und immer nach einem Gleichgewicht streben.

Wie oft gehen wir hingegen achtlos mit unserem Körper um, selbst wenn wir wissen, was uns guttun würde. Dabei können wir viel für unsere Gesundheit tun: eine gesunde, ausgewogene Ernährung, ausreichend Bewegung und Entspannung, eine positive Lebenseinstellung, harmonische soziale Kontakte bis hin zu einem positiven religiösen Glauben und einer gelebten Spiritualität. Yoga kann uns auf all diesen Ebenen unterstützen, gesund zu bleiben oder wieder gesund zu werden. Yoga ist ein ganzheitliches System aktiver Gesundheitsvorsorge, das jedem helfen kann, in Einklang mit der Natur zu leben – und das auf allen Ebenen, körperlich, geistig und seelisch.

Immer mehr Kliniken und Ärzte setzen gezielt Yoga in ihren Therapien ein. Gustav Dobos, Inhaber des Lehrstuhls für Naturheilkunde an der Universität Duisburg-Essen und Leiter der Abteilung für »Naturheilkunde und Integrative Medizin« an den Kliniken Essen-Mitte, empfiehlt Yoga zum Beispiel als systematischen Behandlungsansatz, da er schon oft erlebt hat, dass Patienten durch Yogaübungen enorme Verbesserungen erzielen und Medikamente schrittweise reduzieren können.[14]

Die promovierte Biochemikerin und Journalistin Hania Luczak arbeitete sich für einen Artikel im Magazin GEO – »Was Yoga kann« (GEO-Magazin, Juni 2013) – nicht nur durch die vielen aktuellen Forschungen zum Thema

Yoga, sondern sprach auch mit Wissenschaftlern an der Charité in Berlin, der Harvard Medical School, der Boston University School of Medicine, dem New York Medical College, University of California und dem Semel Institute for Neuroscience and Human Behaviour. Viele dieser Forschungen bestätigen die vielfältigen Wirkungen des Yoga für die Gesundheit. Positive Wirkungen wurden u. a. festgestellt bei Nacken- und Rückenschmerzen, Stress, Herzrhythmusstörungen, Depressionen und Angsterkrankungen, Prostata- und Brustkrebs und auch bei posttraumatischen Belastungsstörungen. Außerdem fand man heraus, dass Yoga sich positiv auf die Schlafqualität, den Blutdruck und die Gehirnleistung auswirkt.

Durch ein stimmiges und regelmäßiges Üben können wir Beschwerden und Schmerzen verringern oder sogar beheben. Wir kultivieren dabei vor allem auch ein Vertrauen, dass wir für uns und unsere Gesundheit etwas tun können. Wir erfahren und erleben während des Übens den Genuss der wohltuenden Bewegungen und die Wirkung des Innehaltens, ein Gefühl des Bei-sich-Seins.

Yoga unterstützt uns auf allen Ebenen im Prozess des Älterwerdens und bei all den möglichen Veränderungen, zum Beispiel auch den Veränderungen im Gehirn, die im Laufe der Zeit auftreten können. Wir wissen, dass in der Regel mit zunehmendem Alter unsere Hirnfunktion und unsere kognitiven Fähigkeiten nachlassen. Dazu gehört auch die sogenannte fluide Intelligenz, die für das Lösen neuartiger Aufgaben benötigt wird. Auch sie nimmt mit dem Alter ab. Ein internationales Forscherteam von Wissenschaftlerinnen und Wissenschaftlern der Universität Gießen, der Charité in Berlin und verschiedener Universitäten in den USA hat herausgefunden, dass Yoga und Meditation negative Effekte von Alterung auf Intelligenz und Gehirn verringern können. In der Fachzeitschrift *Frontiers in Aging Neuroscience* wurden im April 2014 ihre Ergebnisse veröffentlicht, die besagen, dass die fluide Intelligenz bei erfahrenen Yogaübenden und Meditierenden weniger schnell abnimmt als bei Menschen mit gleicher Bildung und einem ähnlich gesunden Lebensstil, die aber keine Yoga- und/oder Meditationspraxis haben.[15]

Ein regelmäßiges und ausgeglichenes Üben führt zu einem bewussten Wahrnehmen unseres Körpers, fördert dadurch unser Körperbewusstsein, verbessert die Koordination von Bewegungen, trainiert die Muskulatur und das Gleichgewicht, erhöht die Beweglichkeit (Flexibilität) und fördert die Durchblutung. Ein harmonisch gestaltetes Üben hat einen positiven Einfluss auf unser vegetatives Nervensystem, wir kommen mehr zur Ruhe, unser Muskeltonus entspannt sich, Herzfrequenz und Blutdruck werden gesenkt.

Allerdings kann ein ausschließlich sanftes und entspannendes Üben der Asanas nicht den allmählichen Verlust an Muskelmasse und Kraft, von Balance und

Beweglichkeit im zunehmenden Alter aufhalten. Dafür brauchen wir körperliche Herausforderungen und sollten dafür gezielt Asanas üben, die unsere Kraft und Stabilität, unser Gleichgewicht und unsere Beweglichkeit fördern. Unser Körper braucht die Belastung, sonst baut er mehr und mehr ab, aber er liebt keine Überlastung.

Für unsere Gesundheit, besonders für unser Herz- und Kreislauf-System, ist es auch sehr wichtig, unsere Ausdauer zu trainieren. Dafür reicht aber das Üben der Asanas und Flows nicht aus.

Daher ist es sehr zu empfehlen zusätzlich noch andere Bewegungsformen auszuführen, wie Schwimmen, Radfahren oder Laufen, mit denen sich Ausdauer aufbauen lässt.

Yoga kann uns auf vielen Ebenen unterstützen, lange gesund und fit zu bleiben oder wieder zu werden. Es hilft uns, mit Erkrankungen positiv umzugehen und ein Vertrauen zu entwickeln, dass ein Weg zur Heilung und Gesundung möglich ist. Yoga kann uns auch einen Weg bieten, einen positiven Umgang mit einer Erkrankung zu finden, die nicht heilbar ist.

Yoga wirkt, aber …

Häufig werden den Asanas ganz bestimmte Wirkungen zugeordnet, etwa eine entspannende oder anregende Wirkung auf ein Organ, auch in Zusammenhang mit bestimmten Krankheiten oder speziellen Beschwerden. So schön ein solch direkter Bezug wäre, ist dieser aber häufig falsch und einfach zu widerlegen. Ein Beispiel ist hier der Kopfstand. Da wird etwa behauptet, er bewirke eine verbesserte Durchblutung des Gehirns. Wenn der Kopf in dieser Haltung rot wird, heißt das jedoch nicht, dass damit auch die Durchblutung im Gehirn zugenommen hat.

Oder es wird Hormonyoga empfohlen, um den Hormonspiegel zu beeinflussen. Der Schulterstand oder der Pflug werden zum Beispiel als Haltungen empfohlen, um eine gestörte Schilddrüsenfunktion positiv zu beeinflussen; Drehungen sollen die Entgiftung fördern und uns »detoxen«, und es werden auch Asanas genannt für eine Bikinifigur und gegen ein Doppelkinn.

Unsere neurovegetativen und hormonellen Steuerungssysteme sind jedoch sehr komplex. Da ist es nicht sehr wahrscheinlich, dass das Üben eines einzelnen Asanas oder einer bestimmten Sequenz, und das vielleicht sogar nur einmal die Woche, ohne dabei unser gesamtes Wesen und unseren Lebensstil mit einzubeziehen, eine bestimmte Wirkung erzielen oder sogar Symptome oder Krankheiten heilen kann. Dafür haben Krankheiten meist zu viele verschiedene Facetten und ist deren Entstehen auch von ganz individuellen Faktoren abhängig.

Viele der Begründungen zur Wirkung der Asanas sind zu einseitig und von einem mechanistischen Bild des menschlichen Körpers geprägt, nach dem Motto »Tue dies, dann geschieht das«. In Bezug auf unsere Gesundheit ist eine »Eines für alle«-Herangehensweise nicht wirksam und sinnvoll. Ein einzelnes Asana oder eine einzelne Sequenz alleine kann nicht zu einer Methode zur Linderung eines bestimmten Symptoms mechanistisch reduziert werden. Wichtig ist immer ein individuelles Anpassen des Übens an die Möglichkeiten, Gegebenheiten, Bedürfnisse und Lebensumstände eines Menschen, und dann kann Yoga wirken.

Ein glücklicher Rücken

Häufig ist ein Grund, mit Yoga zu beginnen, ein verspannter und schmerzender Rücken.

Yoga kann da als umfassendes und ganzheitliches System helfen, sowohl zur Vorbeugung, in einer akuten Phase, oder auch bei chronischen Rückenschmerzen. Entscheidend ist, dass die Asanas und Flows immer auch individuell angepasst und mit Achtsamkeit ausgeführt werden. Auf gar keinen Fall sind hier extreme Asanas und akrobatische Experimente angesagt. Auch kann ein ausschließlich auf den Körper bezogenes Übungsprogramm allein nicht zu einem dauerhaft »glücklichen« Rücken verhelfen; das gilt besonders bei chronischen Schmerzen. Wer vorwiegend Übungen nur für den Rücken ausführt und nur dort die Muskeln kräftigt und dehnt, wird wenig Erfolg haben bei der Heilung von Rückenschmerzen.

Es geht auch hier um Ganzheitlichkeit. Mit jedem Asana und jedem Flow wollen wir alle Ebenen in uns ansprechen, Körper, Geist und Seele. Wir wollen unseren Körper besser kennenlernen, und in besonderer Weise unseren Rücken, wenn er schmerzt. Wo genau spüre ich die Spannungen? Wann werden sie schlimmer? Wann fühle ich mich wohler in meinem Rücken, in meiner Haut?

Wichtig ist auch, ein Vertrauen zu entwickeln, dass wir Möglichkeiten haben, um wieder schmerzfrei zu werden. Dieses Vertrauen bekommen wir mehr und mehr dadurch, dass wir erkennen, was die Gründe sind für unsere Schmerzen und was wir dagegen tun können. Die häufigste Ursache für Rückenschmerzen sind Verspannungen, Verspannungen durch zu viel Sitzen, unharmonische Haltungen, zu wenig oder einseitige Bewegung, psychischer und emotionaler Stress. Auch ein nicht anatomisch harmonisches und individuell angepasstes Üben der Asanas, unachtsam und mit zu viel Ehrgeiz ausgeführt, können unserem Rücken Schaden zufügen.

Für einen gesunden Rücken ist es unentbehrlich, dass wir uns bewegen und trotz Schmerzen möglichst aktiv bleiben. Das verkürzt nachweislich nicht nur die Dauer des Schmerzes, sondern verhindert auch, dass der Schmerz chronisch wird. Dabei ist ein dynamisches Üben wohltuender und heilender als statische Positionen. Besonders das längere Verweilen in intensiven Dehnungen ist nicht zu empfehlen. Bei einem schmerzenden Rücken befindet sich die Muskulatur meist in einem Zustand der Dauerspannung, und diese kann durch Dehnung nicht, wie häufig behauptet wird, aufgelöst werden. Ein übermäßiges Dehnen kann den Rücken auch destabilisieren. Wichtiger ist ein Wechsel zwischen Kontraktion und Dehnung, wie es im fließenden Üben, im achtsamen Flow, ausgeführt wird. Das mögen auch in besonderer Weise die Faszien, die häufig an Schmerzen im Rücken beteiligt sind.

Yoga und gesunde Ernährung

Du bist, was du isst.
Ludwig Feuerbach

Yoga lehrt die Verbundenheit von Körper, Geist und Seele. Aufgrund dieser Verbundenheit hat auch alles, was wir zu uns nehmen, nicht nur einen Effekt auf unseren Körper, sondern auch auf unseren Geist, unsere Gesundheit und unser Wohlbefinden. Die Yogis waren sich dessen bereits lange bewusst. Eine yogische Ernährung sollte frisch, pur, zufriedenstellend und vegetarisch sein. Auch im Ayurveda, der traditionellen indischen Gesundheitslehre, werden Richtlinien und Empfehlungen dafür ausführlich beschrieben.

Es gibt viele Gründe für eine vegetarische Ernährung, je nachdem, ob man aus gesundheitlicher, ethischer, politischer und/oder moralischer Sicht argumentiert. Das yogische Prinzip des *Ahimsa* (Gewaltlosigkeit), die erste Empfehlung in den *Yamas*[16], besagt, dass wir nicht töten sollen. Auch Tiere sollten nicht getötet werden, schon gar nicht, weil sie uns so gut schmecken. Da kommt bei vielen die Frage auf, ob man Vegetarier oder sogar Veganer werden müsse, wenn man Yoga übt. Ich denke, wir sollten uns mit diesem Thema auseinandersetzen und dann bewusst entscheiden, was für uns stimmig ist. Vielleicht beginnen wir, in kleinen Schritten unsere Ernährung zu ändern. Wenn wir nicht ganz auf Fleisch verzichten wollen, dann können wir vielleicht erst einmal bewusst »fleischfreie« Tage einführen.

Was Nahrungsmittel im Allgemeinen betrifft, gibt es sehr viele und immer wieder auch sich ändernde Empfehlungen und Trends, und oft sind diese mit einem Dogma belegt, sodass heute viele ihre Entscheidungen in Bezug auf Ernährung mehr mit dem Kopf als mit ihrem Bauch treffen.

Eure Nahrung soll euer Heilmittel sein.
Hippokrates

Wenn wir bestimmte Nahrungsmittel von unserem Speiseplan streichen, wie zum Beispiel Milchprodukte, dann sollten wir uns bewusst überlegen, wie wir damit umgehen, und auch achtsam beobachten, wie es uns bekommt. Ob wir nun Fleisch und andere tierische Produkte essen oder nicht, wichtig ist, uns so zu entscheiden, dass es gut ist für unseren Körper und gleichzeitig auch für unsere Umwelt und für die Nachhaltigkeit. Wir sollten auf alle Fälle großen Wert darauf legen, umweltfreundliche Unternehmen zu unterstützen, und regionale, saisonale Bio-Produkte bevorzugen, Nahrungsmittel also, die mit Liebe und Respekt vor der Natur angebaut und hergestellt werden.

Entscheidend für unsere Gesundheit und unser Wohlbefinden ist es, die Ernährung immer auch an unsere Lebenssituation, das Klima, die Jahreszeit und unsere Konstitution anzupassen. Besondere Lebensphasen, wie bei einer Schwangerschaft, während oder nach einer Krankheit, in Zeiten großer körperlicher Anstrengung, sei es bei der Arbeit oder beim Sport, in der Menopause und natürlich auch im zunehmenden Alter, erfordern immer wieder auch ein Angleichen an das, was wir zu dieser Zeit an Nahrung brauchen.

Mit zunehmendem Alter erleben wir einige Veränderungen, die leichte Anpassungen in der Ernährung sinnvoll machen können. Unser Stoffwechsel stellt sich um, der Muskelanteil im Körper schwindet und der Anteil an Fettgewebe nimmt zu. Das führt dazu, dass wir dann auch einen geringeren Energieumsatz haben, besonders wenn wir uns weniger bewegen, was häufig mit zunehmendem Alter der Fall ist.

TCM (die traditionelle chinesische Medizin) und Ayurveda können hier auf jahrtausendelange Erfahrung zurückblicken und bieten sehr gute Richtlinien für eine gesunde Ernährung, da diese beiden Gesundheitslehren die Ernährung immer an den Menschen in seiner Lebenssituation und mit seiner jeweiligen Konstitution individuell anpassen.

In diesem Zusammenhang möchte ich hier kurz auf die *Gunas* eingehen. Das Sanskritwort *Guna* bedeutet »Eigenschaft, Beschaffenheit«. Im Yoga und Ayurveda werden drei *Gunas* bzw. Qualitäten unterschieden, die als Grundbestandteile in allem – jeweils in unterschiedlichem Maße – enthalten sind. In der ayurvedischen Gesundheitslehre finden wir dazu eine sehr gute Orientierungshilfe und wunderbare Tipps für das, was uns nährt.

Tamas – Trägheit, Schwere

Fertiggerichte, Junkfood und alles industriell hergestellte Essen mit vielen zum Teil künstlichen Zusätzen haben tamasische Qualität. Man kann hier oft sogar gar nicht mehr von Nahrung oder Lebensmittel sprechen, da nahezu alle vitalen Stoffe zerstört wurden. Auch zu viel Fleisch und Alkohol wirken tamasisch, ebenso wie ein Überessen.

Rajas – Aktivität, Unruhe

Diese Qualität finden wir in Lebensmitteln oder Getränken, die uns unruhig und nervös machen, wie zu viel Kaffee, schwarzer Tee, Energydrinks, raffinierter Zucker, Fleisch, Fisch, gebratene Speisen, Eier, zu scharf gewürztes Essen. Auch ein zu hastiges, schnelles Essen mit ungenügendem Kauen wirkt rajasisch. Da einige dieser Lebensmittel mehrfach verarbeitet werden, sind sie für unseren Körper und Geist nicht mehr so wertvoll.

Sattva – Leichtigkeit, Frische

Vollkornprodukte, Hülsenfrüchte, Gemüse, Obst, Salate, Nüsse, alles so frisch wie möglich, gehören zu dieser reinsten Form der Gunas. Eine gesunde Ernährung sollte entsprechend vor allem sattvische Qualität haben. Sie nährt uns, gibt uns frische, neue Energie und lässt unseren Geist klar werden. Sie fördert unsere Gesundheit und unser Wohlbefinden und wird im Ayurveda empfohlen, um lange unsere Jugendlichkeit zu bewahren.

Überwiegend sollten wir also sattvische Lebensmittel zu uns nehmen, da sie besonders gesundheitsfördernd sind: Nahrung mit rajasischer Energie gehört nur in Maßen auf unseren Speiseplan, und tamasische Produkte sollten wir so gut es geht vermeiden.

Wichtig ist, hier auch noch zu erwähnen, dass die Beschäftigung mit unserer Ernährungsweise nicht in Stress ausarten und auch nicht mit Angst besetzt sein sollte, eventuell das Falsche zu essen. Leider ist das immer häufiger der Fall, sodass es inzwischen sogar eine Diagnose dafür gibt, die sogenannte Orthorexie, ein auffallend ausgeprägtes bis zwanghaftes Verlangen danach, sich »gesund« zu ernähren.

Unser Essen – das, was uns nährt – sollte immer auch Freude bereiten, und zwar am besten bereits während des Einkaufens und auch während der Zubereitung. Vor allem sollten wir dieses Essen dann mit viel Genuss zu uns nehmen, egal, ob allein oder in Gemeinschaft.

Wechseljahre – Wandeljahre

Leben bedeutet Veränderung. Besondere Veränderungen bringen bestimmte Lebensphasen, wie Pubertät, Schwangerschaft und die Wechseljahre. In der Zeit der Wechseljahre werden wir uns auch in besonderer Weise bewusst, dass wir nun älter werden. Wechseljahre sind Wandeljahre, ein Wandel in etwas Neues. Dieser Wandel geschieht auch wie das Älterwerden nicht plötzlich über Nacht, sondern entwickelt sich langsam, meist in den Jahren zwischen 45 und 55, und kann mit heftigen Herausforderungen verbunden sein, körperlich, seelisch, emotional. Für manche Frauen ist diese Zeit oft der Auslöser einer Lebens- oder Identitätskrise. Auch Männer kommen in die Wechseljahre, nur nicht mit eindeutig körperlichen Symptomen, sondern eher seelisch oder psychosomatisch. Genannt wird dieser Wechsel bei Männern »Klimakterium virile« oder auch »Andropause«, bekannter unter dem Begriff »Midlife-Crisis«.

Für Frauen bedeuten die Wechseljahre auch ein Ende der biologischen Fruchtbarkeit, für manche ein Segen, für andere ein schmerzhafter Abschied. Vieles kann in diesen Zeiten zusammenkommen und das Leben ganz schön durcheinanderwirbeln. Die Kinder gehen langsam ihre eigenen Wege, die Partnerschaft ist vielleicht nicht mehr das, was sie einmal war, die eigenen Eltern werden alt und gebrechlich. Und viele fragen sich: War es das nun? Und wie geht es weiter? Was kann ich noch aus meinem Leben machen?

In jeder Herausforderung und in jedem Wandel steckt immer auch eine große Chance.

Die Vorstellung, dass die Wechseljahre, und auch das Älterwerden, nur eine Zeit des Verlustes, des Abschieds und der Krankheit seien, ist längst überholt. Wir können die Wechseljahre und das Älterwerden als eine Zeit der positiven Energie begreifen und die besondere Kraft dieser Lebensphase für unsere persönliche Entwicklung nutzen. Die Zeit der Wechseljahre kann der Beginn einer neuen Ära bedeuten und birgt ein enormes Potenzial. Heutzutage ist diese Lebensphase eine Gelegenheit, spannende neue Erfahrungen zu machen und sich als Frau vielleicht auch noch einmal neu zu definieren.

In ihrem Buch »Gestern jung und morgen schön« decken zwei Ärztinnen auf, »dass Wechseljahre nicht das sind, wozu Medizin, Pharmaindustrie und Wellnessbetrieb sie machen«. Dr. Mimi Szyper und Dr. Catherine Markstein räumen mit vielen Vorurteilen über die Wechseljahre auf. In ihrem Buch beschreiben sie, wie viele Entfaltungsmöglichkeiten in den Wechseljahren entstehen und wie viel Lust es bedeuten kann, Frau zu sein, egal, in welchem Alter und welcher Lebensphase.

Auch Christiane Northrup, US-amerikanische Gynäkologin, schreibt wunderbar in ihren Büchern über die Weisheit der Wechseljahre und über das Älterwerden. Dies ist für sie auch die Zeit, uns für die Fülle des Lebens zu entscheiden.

Natürlich vollzieht sich die Umstellung des Hormonsystems meist nicht spurlos. Bei manchen Frauen beeinträchtigen körperliche und seelische Symptome mehr oder weniger stark die Lebensqualität. Aber wir können viel dafür tun, dass wir nicht von den Symptomen zu sehr eingeschränkt werden oder sogar leiden. Naturheilkunde, Ernährung, Bewegung und Yoga unterstützen uns dabei.

Wer Asanas auf richtige Art und Weise übt, der gerät auch durch extreme Einflüsse nicht aus der Balance.
Yogasutra II.48

Um uns vom wilden Tanz der Hormone nicht aus der Bahn werfen zu lassen, ist ausreichende und vielfältige Bewegung besonders wichtig. Die Asanas und Flows tun unserem Körper nun besonders gut, geben uns eine äußere und innere Kraft, entspannen uns und lassen uns wohlfühlen. Die Übungen unterstützen unseren Körper, sich an diese neue Situation anzupassen, und können die negativen Begleiterscheinungen verringern oder sogar auflösen. Das Kultivieren positiver Gefühle, wie Freude, Zufriedenheit, Gelassenheit und ganz besonders Dankbarkeit, helfen uns, die Veränderungen zu akzeptieren und liebevoll anzunehmen. Unsere inneren Bilder und Vorstellungen, unser Geist, entscheiden, wie wir diese Zeit sehen und mit ihr umgehen. Yoga hilft uns dabei, unsere Gedanken und Gefühle bewusst wahrzunehmen, unseren Ängsten zu begegnen und die positiven Qualitäten zu fördern, die uns besonders in dieser Zeit wachsen und reifen lassen.

Dafür brauchen wir auch kein spezielles Hormonyoga, sondern wieder ein ganzheitliches und gezielt auf unsere individuellen Bedürfnisse und Möglichkeiten abgestimmtes Yoga in seiner Vielfalt und Tiefe.

Beweglichkeit und die Faszination der Faszien

Körperlich fit zu sein ist nicht nur eine Frage unserer Muskeln, sondern hängt auch vom Zustand unserer Faszien ab, dem alles durchdringenden, verbindenden und vernetzenden Bindegewebe unseres Körpers. Faszien prägen die Struktur unseres Körpers, und damit unsere Haltung, und sorgen für einen straffen Körper und jugendliche Spannkraft. Bewegungsmangel, Fehlbelastungen, Überlastung, emotionaler Stress, falsche Ernährung und Verletzungen strapazieren auch die Faszien, lassen sie verfilzen und verkleben, sodass die Faszienschichten nicht mehr geschmeidig übereinandergleiten können. Dadurch verlieren wir in unseren Bewegungen die Geschmeidigkeit, Eleganz und Anmut. Je weniger wir uns bewegen, und das nicht nur im Alter, desto unbeweglicher werden wir; unser Körper fühlt sich immer steifer und älter an, und irgendwann kommen Schmerzen dazu.

Auch unterscheidet sich das Fasziengewebe bei Männern und Frauen. Männer haben ein festeres Bindegewebe, was sie eher unbeweglich und steif macht. Frauen hingegen sind meist mit ihrem weicheren Bindegewebe beweglicher; es verliert aber auch eher seine Straffheit.

Faszien sind, wie unser ganzes Gewebe und der Körper insgesamt, sehr lebendig. Sie reagieren auf Reize und passen sich den jeweiligen Beanspruchungen oder Vernachlässigungen an, sind also auch trainierbar, und das in jedem Alter. Durch regelmäßige, vielfältige und variantenreiche, auch dreidimensionale, Bewegungen – mit Achtsamkeit und Freude ausgeführt – kultivieren wir geschmeidige und anmutige Bewegungen; unser Körper wird dadurch straffer und unsere Haltung aufrechter. Wir bekommen ein Gefühl von mehr Jugendlichkeit und Spannkraft in unserem Körper und in unserem ganzen Sein.

Kinder folgen noch ganz natürlich diesen faszinierenden Bewegungen, wenn sie hüpfen und springen, rennen, Bälle werfen und sich dabei vielfältig und ganz spielerisch bewegen. Wann haben wir selbst das zum letzten Mal gemacht?

Yoga und die Faszien

Die neuen wissenschaftlichen Erkenntnisse in der Faszienforschung erklären und bestätigen nun u. a. auch die so wohltuenden Wirkungen eines achtsamen, geschmeidigen, fließenden und genussvollen Übens der vielfältigen körperlichen Bewegungen im Hatha Yoga. Die vielfältigen Bewegungsmöglichkeiten und Varianten in den Asanas und Flows, das neugierige, spielerische Erforschen und das liebevolle und sinnliche Wahrnehmen des eigenen Körpers in der inneren und äußeren Bewegung erfreuen besonders unsere Faszien, aber auch unseren Körper in seiner Ganzheitlichkeit.

Ein freies Fließen unserer Körperflüssigkeiten und Energien wird dabei ermöglicht, unser »innerer Flow« und die Faszien können geschmeidig übereinandergleiten. Dadurch entsteht mehr Entspannung und Leichtigkeit in unserem Körper und ein Gefühl von »In-Saft-und-Kraft-Sein«. Entsprechend nenne ich diese Qualität im Unterricht gerne: »Werdet juicy, werdet saftig«.

Interview mit Gabriele Kumlin

Gabriele Kumlin (Jahrgang 1945) erlernte Kum Nye in den 80er-Jahren am Nyingma Institut in Münster. Während eines Retreats am Nyingma Institut von Tarthang Tulku Rinpoche in Berkeley, Kalifornien, wo sie sechs Jahre lebte, absolvierte sie 1993 ein Lehrertraining. Gabriele befasst sich seit den 80er-Jahren mit Meditation und der buddhistischen Lehre. In Kalifornien ließ sie sich auch in anderen Körper- und Bewegungstherapien ausbilden und praktiziert und unterrichtet seit vielen Jahren in Berlin die Rosen-Methode Körperarbeit, CranioSacral-Therapie u.v.m. (www.touchmovarts.de)

Wann kam Yoga zu dir?
Im Jahr 1989 – recht spät in meinem Leben, ich war 44 Jahre alt – hatte ich den starken Impuls, mein Leben zu verändern. Ich ging an einen Rückzugsort im Allgäu, wo unter anderem Yoga angeboten wurde. Ich hatte damals viel beruflichen Stress.

Was hat dich motiviert, mit Yoga anzufangen?
Nachdem ich ein bisschen hineingerochen hatte, war ich sofort begeistert und wusste, dass diese Art von körperlichen/geistigen Übungen meinen

Stress reduzieren würden und genau für mich sind. So begann ich mit dem regelmäßigen Yogaunterricht und übte auch täglich zu Hause.

Welche Bedeutung hat Yoga für dich?
Yoga war damals meine »Rettung«, um trotz meiner beruflichen Überbelastungen ein Gleichgewicht zu finden. Das tut es heute noch, obwohl ich diesem Stress von damals nicht mehr ausgesetzt bin.

Wie sieht dein Üben aus?
Inzwischen praktiziere ich das tibetische Heilyoga (Kum Nye), ein sehr sehr langsames tiefgreifendes Yoga, und habe auch eine Lehrerausbildung darin absolviert. Oft gehe ich jedoch auch zum indischen Yoga, und beides hat in meinem Leben seinen Raum gefunden. Ich übe täglich mindestens 30 bis 60 Minuten.

Was für einen Einfluss hat dein Yoga in deinem Alltag?
Dadurch fühle ich mich nicht nur entschleunigt, sondern ganzheitlich fit und kraftvoll. Ich kann mit mehr Energie und positiver Einstellung den Alltag angehen, fühle mich zufrieden und wohl.

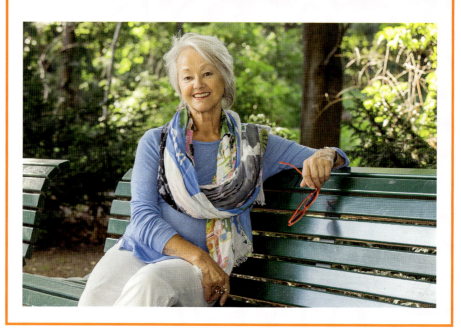

Was hat sich im Yoga für dich im Laufe der Jahre verändert?
Es hat meine Bewusstwerdung gefördert und meine körperliche Beweglichkeit sowie meine tägliche Achtsamkeit sehr erweitert.

Was bedeutet Yoga für dich in Bezug auf Themen wie Alter, Krankheit, Vergänglichkeit, Sterben und Tod?
Ich wäre ohne Yoga »verloren«. Es gehört zu meinem Leben wie frische Luft, Atmen und gesunde, köstliche Ernährung. Gerade im Alter hält es mich fit und froh. Ich bin dadurch immer gut gelaunt und kann Probleme umwandeln. Man kann durch regelmäßiges Yoga Depressionen und schlechte Laune verändern. Nach schweren Krankheiten ist es wichtig, durch Yoga wieder stabil und kräftig zu werden. Ein wahres Heilmittel!

Ist dir im Yoga etwas begegnet, mit dem du gar nicht gerechnet hast?
Am Anfang, ohne Kenntnis davon, war mir dieser tiefgründige Effekt nicht bewusst. Es hat mein Leben verändert und mir den Weg zu meiner spirituellen Praxis geebnet.

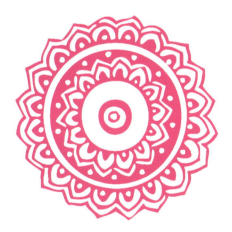

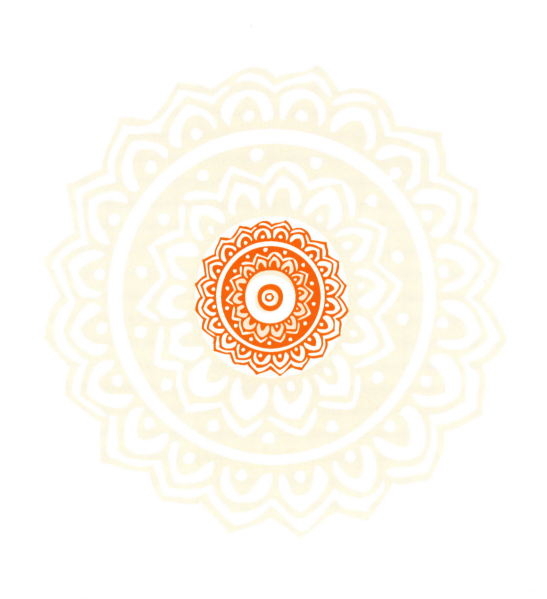

Die Weisheit des Yoga

Was ist Yoga?

Der Ursprung des Yoga ist nur schwer festzumachen, und die Meinungen darüber, wie alt Yoga eigentlich ist, gehen auseinander. Meist wird angegeben, dass sich Yoga als Übungsweg ungefähr in der Zeit zwischen dem 4. und 6. Jahrhundert vor unserer Zeit in Indien entwickelt hat. Die diversen philosophischen Strömungen, Lehren und Übungen des Yoga entstanden aus den verschiedenen Kulturen dieser Region und sind auch verknüpft mit dem Hinduismus, dem Buddhismus und anderen spirituellen Traditionen dieser Zeit. Das Wissen über die Wurzeln des Yoga stammt aus verschiedenen Quellen, u. a. aus alten Schriften wie den Veden, Upanishaden, dem Yogasutra und der Bhagavadgita.

Yoga ist ein Weg, der uns dabei unterstützt, geistige Klarheit und ganzheitliche Gesundheit zu finden. Es ist ein Weg, der uns hilft, uns und unser Leben besser zu verstehen. Yoga gibt uns Antworten auf Fragen des Lebens und bietet uns einen umfangreichen Schatz an Übungen, die über Jahrhunderte hinweg entwickelt und verfeinert wurden und auch heute immer noch weiterentwickelt werden. Yoga ist ein Übungsweg, der uns zu tiefer Selbsterkenntnis, geistiger Freiheit und innerem Frieden führen kann.

> *Yoga heißt »Verbindung« oder »Einheit« und ist ein Wort für Weg und Ziel zugleich: Als Ziel steht es für den Bewusstseinszustand des Zu-sich-selbst-gekommen-Seins, für den es viele Namen gibt: Befreiung, Nirvana, Himmelreich, Selbstverwirklichung, innerer Friede, Stille, Erleuchtung – und viele andere noch. Als Weg bezeichnet Yoga die Vielfalt der Methoden, welche diesem großen Ziel dienen.*
> Ralph Skuban[17]

In seiner ursprünglichsten Form war Yoga ein rein spiritueller Weg. Die körperlichen Übungen kamen erst nach und nach dazu und waren am Anfang auch nur da, um den Körper auf das meditative Sitzen vorzubereiten.

Hatha Yoga gehört zu den jüngeren Entwicklungen in der Yogatradition. Er entstand etwa in der Zeit unseres europäischen Mittelalters innerhalb der

Bewegung des Tantrismus und entwickelte sich zu einer mehr den Körper in den Mittelpunkt stellenden spirituellen Praxis.

Anfang des 20. Jahrhunderts wurde Yoga entscheidend von T. Krishnamacharya verändert und neu belebt. Er kombinierte Übungen aus dem Ringen und andere Turnübungen mit traditionellen Prinzipien des Yoga und der indischen Heilkunst. T. Krishnamacharya wird auch gerne als Vater des modernen Yoga bezeichnet. Besonders vier seiner wichtigsten Schüler haben Yoga im Westen populär gemacht: B. K. S. Iyengar, T. K. V. Desikachar, K. Pattabhi Jois und Indra Devi. Interessant ist, dass alle vier Schüler einen ganz eigenen Stil des Yoga geschaffen und verbreitet haben, Iyengar das Iyengar-Yoga, K. Patthabi Jois das Ashtanga Vinyasa Yoga, T. K. V. Desikachar das sogenannte Viniyoga und Indra Devi einen eher klassischen Yogastil.

Die vielen Asanas und Flows, wie wir sie heute kennen und üben, sind somit meist erst im Zeitraum der letzten 100 bis 150 Jahren entstanden; und sie entstehen auch heute immer wieder neu. Yoga, auch Hatha Yoga, hat sich im Laufe seiner Geschichte also immer wieder verändert.

Außer dem Hatha Yoga gibt es noch einige weitere Yogawege, wie Karma Yoga (Yoga des Handelns), Jnana Yoga (Yoga der Reflexion und Bewusstseinsschulung) und Bhakti Yoga (Yoga der Hingabe und Liebe zu Gott). Wir können also auch ein Yogi oder eine Yogini sein, ohne dabei die körperlichen Übungen des Hatha Yoga auszuführen.

Im Hatha Yoga erleben wir die körperlichen Übungen (Asana), fließende Bewegungen (Vinyasa), Entspannungstechniken, Atemübungen und die Meditation. Innerhalb des Hatha Yoga gibt es heutzutage neben den oben bereits genannten Yogastilen von Iyengar, Desikachar usw. noch verschiedene weitere Stile, die sehr unterschiedlich sein können, von körperlich sehr fordernd, sportlich und akrobatisch bis hin zu tänzerisch, sanft oder therapeutisch, sodass jeder Mensch das für sich Passende dabei finden kann.

Auch wenn man nicht über das Wissen der tieferen Bedeutungen und philosophischen Hintergründe verfügt, kann das Üben der Asanas für uns weit mehr sein als nur bloße Gymnastik. Das hängt letztendlich von unseren Bedürfnissen ab. Wollen wir gerade einem Trend folgen oder etwas gegen unsere Rückenschmerzen unternehmen? Möchten wir uns während der Schwangerschaft liebevoll mit Yoga unterstützen und nach der Geburt mit unseren Babys Yoga genießen? Wollen wir mehr in die Tiefe der Yogaphilosophie eintauchen? Oder suchen wir Trost in Zeiten der Herausforderung?

Warum und wie wir Yoga üben, all das verändert sich auch im Laufe unseres Lebens und kann immer wunderbar an unsere Bedürfnisse und Lebenssituationen angepasst werden. So kann Yoga mit seiner Fülle uns auch auf unserem Weg des Älterwerdens viel Unterstützung, Hilfe, Genuss und Freude geben.

Der Junge, der Alte, der Uralte, selbst der Kranke und Gebrechliche kann durch ständige Übung vollkommenen Yoga erreichen. Der Erfolg wird dem zuteil, der seine Übungen ausführt. Nicht durch bloßes Lesen heiliger Texte erwirbt man Erfolg, nicht durch Tragen des Gewandes eines Yogin oder eines Mönches, ebenso wenig durch Reden über Yoga. Unermüdliche Übung ist das Geheimnis des Erfolges. Es gibt hierüber wahrhaft keinen Zweifel.
aus der Hatha-Yoga-Pradipika, 1. Kapitel, Vers 64–66

Das Yogasutra des Patanjali

Die Essenz der Weisheit des Yoga wurde in wenigen Worten und knapper Form etwa im Zeitraum zwischen 200 v. u. Z. und 200 u. Z. von dem indischen Gelehrten Patanjali im Yogasutra niedergeschrieben. Es ist einer der wichtigsten Texte des Yoga und wurde im Verlauf der Jahrhunderte immer wieder neu kommentiert. Man nimmt an, dass Patanjali all das zusammenfasste, was an Wissen über Yoga und auch andere große geistige Strömungen, wie zum Beispiel den Buddhismus, in dieser Zeit bekannt war. Patanjali sah in jedem Aspekt des Lebens eine Möglichkeit, sich in Weisheit zu üben und diese zu kultivieren. Es ging ihm um unser Denken und unser Handeln, also auch darum, wie wir uns verhalten, sprechen, atmen, träumen, bewegen. Die Sutren wollen uns inspirieren, unseren Geist zu erforschen und zu verstehen. Die Offenheit und universelle Kraft der Sutren zeigt sich darin, dass sie nicht an eine bestimmte Zeit, einen Ort, eine Kultur oder einen Glauben gebunden sind.

Das Yogasutra ist ein wunderbarer Leitfaden und Ratgeber, der uns helfen kann, mit all den Herausforderungen im Laufe unseres Lebens gelassener umzugehen. Es ist jedoch kein leichter und schneller Weg, wie es heute so oft in den Medien und in der Yogawelt versprochen wird. Yoga bietet uns auch keine einfachen Lösungen an, sondern zeigt uns einen Weg, um selbst unsere Antworten zu finden. Dieser Weg erfordert ein kontinuierliches Üben, um immer wieder und immer mehr unseren Geist zur Ruhe kommen zu lassen, Körper und Geist zu vereinen, inneren Frieden und Freiheit zu erlangen und zu mehr Fülle in unserem Leben zu finden.

Das Yogasutra gibt uns, frei von Dogmen und ohne den erhobenen Zeigefinger der Moral, in liebenswerter Anerkennung des Menschen und seiner Schwächen das Rüstzeug an die Hand, den höchsten Berg zu erklimmen, den es gibt: uns selbst.
Ralph Skuban[18]

Die Weisheit eines fließenden Lebens

Am erfolgreichsten und interessantesten sind die Menschen, die sich nicht wichtig nehmen. Sie amüsieren sich über sich selbst und wissen, dass das Leben ein Abenteuer mit vielen unerwarteten Drehungen, Wendungen und spannenden Stellen ist. Wie gute Romanautoren lassen sie sich vom Fluss weitertreiben, um zu sehen, wohin er sie führt, während sie das Leben kreativ anpacken und sich den Chancen öffnen.
Alberto Villoldo[19]

Wasser fließt, und so kann Wasser auch eine wunderbare Metapher sein für den Fluss des Lebens. Unser Leben gleicht einem permanent fließenden Fluss. Das gesamte Universum ist im Fluss und im ewigen Wandel, es gibt da keinen Stillstand oder Endzustand. Auch die Übergänge von der Kindheit in die Jugend zum Erwachsensein, weiter zum Älterwerden und bis hin in das hohe Alter sind fließend.

Ein Fluss symbolisiert Bewegung und Lebendigkeit. Lebendig können wir sein, wenn wir uns den ständigen Veränderungen in unserem Leben anpassen, mit dem Lauf der Dinge fließen, statt sie zu verdrängen oder gegen sie anzukämpfen. Leben ist Bewegung, und wir sollten uns nie dem Stillstand und dem Verharren hingeben.

Beweglich werden heißt auch, lebendiger zu werden, und das nicht nur körperlich, sondern auch geistig, egal, ob im Alter von 25, 55 oder 75 oder noch älter.

Wenn wir uns im Flow befinden, im Fluss unseres Tuns, dann haben wir ein Gefühl von Einssein mit uns und der Welt, sind einverstanden mit dem, was ist. Es bedeutet auch, auf unsere Stimme zu achten, auf unseren Rhythmus in uns und in allem. Wann immer wir das Gefühl haben, im Fluss zu sein, getragen vom Fluss des Lebens, scheint alles wie von selbst zu geschehen und wir sind glücklich. Der Fluss des Lebens ist nichts, was wir direkt mit dem rationalen Verstand verstehen können. Der Fluss der Energie, diese innere Stimme, die man fühlt, intuitiv wahrnimmt, bringt uns in Verbindung mit unserem Herzen und einem tiefen inneren Bewusstsein.

Bewegung ist wunderbar geeignet, diesen Fluss zu erleben, in unseren Asanas und Flows, im Tanz, im Tai Chi oder anderen meditativen Bewegungen; oder auch in der Musik, der Kunst, der Natur. Es gibt viele Möglichkeiten, die uns in den Flow führen können.

Wir geraten dann in eine Krise, wenn das Leben,
das sich im Fluss befindet, an diesem Fließen gehindert wird.
D. T. Suzuki[20]

Im Fluss zu sein erfordert eine Offenheit, sich dem jeweils Neuen im Leben zu stellen und es mit ganzem Herzen anzunehmen. Es erfordert die Fähigkeit, loszulassen und Abschied nehmen zu können von dem, was war, um uns dann ganz bewusst dem Gegenwärtigen in aller Intensität zuwenden zu können.

Im Fluss zu bleiben, bewusst mit dem Strom zu schwimmen anstatt gegen ihn anzuschwimmen, hilft uns, ohne unnötige Kämpfe und Anstrengungen zu leben. Wie viel von unserer Lebensenergie geht verloren durch negative Gedanken und Gefühle von uns selbst, von unserer Lebenssituation, von anderen und von unserem Älterwerden! Wenn wir mitfühlender, weiser und spielerischer werden, dann ist das ein Zeichen dafür, dass wir uns im Fluss des Lebens befinden.

Parinamavada – der Fluss der Veränderung

Alles, was erscheint, erscheint im Wandel.
Yogasutra IV.14

Im Yoga ist *Parinamavada* die Lehre von der beständigen Veränderung. Das Sanskritwort *Vada* bedeutet »die Lehre« und *Parinama* ist »die Veränderung, der Wandel«. Alles ist im Wandel. Der kontinuierliche Strom der Veränderung prägt unsere gesamte Existenz.

In der Welt des Wandels haben die Dinge keinen dauerhaften Bestand. Das Leben ist Bewegung, Ebbe und Flut, Kommen und Gehen, Anfang und Ende. Die Vorstellung, wie etwas sein sollte, hindert uns oft daran, zu erleben, was tatsächlich ist. Alle Dinge gehen irgendwann zu Ende oder – anders gesehen – in eine neue Phase.

Parinama bedeutet auch Entwicklung. Alles in unserem Leben befindet sich in Entwicklung. Wir entwickeln uns langsam in das Alter hinein. Es ist kein plötzliches Ereignis. Wenn wir das Alter nicht akzeptieren, uns sogar dagegen wehren, behindern wir den natürlichen Fluss des Lebens und werden früher oder später leiden. Yoga kann uns dabei helfen, uns diesem Fluss der Veränderung mit Hingabe, Kraft und Vertrauen zu überlassen.

> Folgende Qualitäten helfen uns, mit den Bewegungen des Lebens heiter und gelassen mitzuschwingen und uns dem Fluss des Lebens vertrauensvoll hinzugeben. Auf diese Weise wird uns das Auf und Ab des Lebens immer etwas zu bieten haben, was uns bereichert und reifen lässt:
>
> ▸ Achtsam und bewusst durchs Leben gehen.
> ▸ Aus unseren Fehlern lernen.
> ▸ Uns nicht von den gängigen Vorstellungen von Erfolg abhängig machen.
> ▸ Unser Glück finden mit oder ohne Karriere oder Vermögen.
> ▸ Uns den Raum und die Freiheit nehmen, uns in der eigenen Zeit verwirklichen zu können
> ▸ Unsere eigene Meinung immer wieder überprüfen und offen sein für Veränderung.
> ▸ Und immer wieder lernen, den eigenen Geist zu erweitern.

Yoga als spiritueller Weg

Ein spiritueller Weg, der nicht in den Alltag führt, ist ein Irrweg.
Willigis Jäger

Häufig wird Spiritualität mit New Age in Verbindung gebracht, also mit etwas Abgehobenem, Naiven und Weltfremden. Spiritualität ist aber im Grunde nichts anderes als eine bewusste Beschäftigung mit Sinn- und Wertfragen des Lebens, der Welt und der eigenen Existenz.

Es ist eine Lebenseinstellung, in der wir uns als Teil von etwas Größerem betrachten und die Möglichkeit sehen, in und durch uns selbst Glück und ein Leben in Fülle zu erlangen. Spirituell zu sein bedeutet einen bewussten Umgang mit all den Erfahrungen und Herausforderungen unseres Lebens.

Kern der Spiritualität ist die Fähigkeit der Selbsterfahrung und der Präsenz im Hier und Jetzt. Es bedeutet einen bewussten und achtsamen Umgang mit uns selbst, anderen Menschen, Lebewesen und der Natur.

Wenn wir die Asanas nicht als reine »Gymnastik« üben und uns mehr und mehr in die Tiefe eines gelebten Yogaweges begeben, dann wird unser Yoga ein spiritueller Weg werden. Yoga wird uns helfen, Antworten auf viele unserer Fragen zu finden: Was unterstützt mich in Zeiten der Schwere? Was gibt mir Leichtigkeit, Vertrauen und Hoffnung? Wie kann ich mir und anderen Gutes tun?

Yoga als ein spiritueller Weg ist offen und tolerant, frei von Dogmen und Ideologien. Entscheidend dabei ist nicht, was wir glauben, sondern wie wir leben, uns verhalten und handeln. Es ist ein Weg zu mehr Verbundenheit, Mitgefühl, Liebe und gibt uns Vertrauen und eine heilende Kraft, die uns in schwierigen Situationen unterstützt. Dieser Weg hilft uns, inneren Frieden, Kraft und Mut zu kultivieren.

Und dieser Weg kann uns auch im Fluss des Älterwerdens mit all seinen Herausforderungen, allem voran der Konfrontation und Erfahrung der Vergänglichkeit, wunderbar unterstützen. Die Weisheit des gelebten Yoga verhilft uns zu mehr Vertrauen, einem offenen liebenden Herzen und der Möglichkeit, einen tieferen Sinn in unserem Leben zu finden. Diese gelebte Spiritualität gibt uns die Kraft und den Mut, Dinge in unserem Leben, unserem Verhalten und Mustern, und vielleicht auch in unserer Gesellschaft, zu beeinflussen oder sogar zu verändern.

Spiritualität und Philosophie sind von der Wortbedeutung her gar nicht so weit voneinander entfernt. Philosophie bedeutet wörtlich übersetzt »Liebe zur Weisheit« bzw. »Liebe zur Wahrheit«; ein Philosoph ist entsprechend »ein Freund der Wahrheit«. Und das ist auch ein spiritueller Mensch, nur dass ein spiritueller Mensch die Wahrheit auch erfahren und im Alltag leben will.

Die Yamas und Nyamas im Fluss des Älterwerdens

Der wohl bekannteste Teil des oben bereits erwähnten Yogasutra ist der achtgliedrige Weg des Patanjali, der Ashtanga Yoga[21]. Hier bezieht sich Patanjali auch auf buddhistische Vorbilder, die ihre Übungspraxis im »Edlen Achtfachen Pfad« systematisierten.

Die ersten zwei der insgesamt acht Glieder auf dem Weg des Ashtanga Yoga sind die *Yamas* und *Nyamas*, die ethischen und moralischen Empfehlungen im Umgang mit uns selbst und der Welt. Die weiteren Glieder sind *Asana* (Körperhaltung), *Pranayama* (Atemlenkung), *Pratyahara* (Zurückziehen der Sinne),

Dharana (Konzentration), *Dhyana* (Meditation) und *Samadhi* (Zustand von Frieden und Freude).

Die *Yamas* und *Nyamas* sind Empfehlungen, Qualitäten und Verhaltensweisen, die universell sind und an keine Religion, Kultur oder Weltanschauung gebunden sind. Sie zeigen uns auf, was wir gewinnen, wenn wir nach ihnen leben. Es sind auch die Qualitäten und Verhaltensweisen, mit denen wir das Ziel des Yoga erreichen, das Zur-Ruhe-Kommen unserer Gedanken und Gefühlswelten.

Die Inhalte sind auch den christlichen Zehn Geboten ähnlich, mit dem Unterschied, dass uns im Yoga und im Buddhismus eher Empfehlungen gegeben werden und nicht Gebote, die zu Bestrafung führen, falls wir diese nicht befolgen und dadurch eine »Sünde« begehen.

T. K. V. Desikachar sagte in diesem Zusammenhang: »Ich würde sie als Barometer für den Fortschritt meiner Entwicklung sehen. Sie messen mein Wachstum, meine Entwicklung. Wenn sich im Zustand meines Geistes etwas geändert hat, kann ich es erkennen anhand der Yamas und Nyamas, der Haltungen, mit denen ich auf Konflikte mit Menschen reagiere und mit mir selbst umgehe«.[22]

Wir können uns die *Yamas* und *Nyamas* vorstellen wie einen großen Baum. Jede Empfehlung ist ein Zweig dieses Baumes, und die verschiedenen Empfehlungen ergänzen sich und wachsen zusammen, sodass daraus ein Baum voller Üppigkeit und Stabilität entsteht. Wir sollten versuchen, die Empfehlungen der *Yamas* und *Nyamas* in unserem Alltag direkt zu erleben. Sie sind immer wieder eine Erinnerung an uns, wie eine Checkliste, um zu prüfen, ob wir uns an ihnen ausrichten und wie wir sie mehr in unserem Alltag leben können. Da liegt die wahre Magie des Yoga: in der direkten Erfahrung in unserem Leben.

Die Yamas

Als ersten Bereich auf dem achtgliedrigen Pfad beschreibt Patanjali die fünf Yamas, also die Eigenschaften und Qualitäten, die wir brauchen für einen harmonischen Umgang mit anderen und mit der Welt.

> *Die Yamas bilden die grundlegendsten aller spirituellen Übungen. Sie sind die Anweisungen, die allen Religionen gemein sind.*
> Swami Vishnu Devananda

Ahimsa

Den Begriff *Ahimsa* kann man übersetzen mit »gelebte Gewaltlosigkeit, Freundlichkeit«; es bedeutet, bewusst und rücksichtsvoll mit sich selbst, anderen und der Umwelt umzugehen. Einfach gesagt: »Sei gut zu dir und anderen.«

Ahimsa ist eines der wichtigsten Prinzipien im Yoga und im Leben. Es bedeutet, ein Leben zu führen, in dem wir weder uns noch anderen Menschen und Lebewesen noch der Natur Gewalt antun. Das schließt auch die Art und Weise ein, wie wir andere Menschen behandeln, uns selbst behandeln, was wir denken und was wir sagen. Frieden und Freundlichkeit beginnt in uns selbst, und dafür ist das liebevolle Annehmen unserer Stärken und Schwächen wichtig, auch das liebevolle Annehmen der Veränderungen im Fluss des Älterwerdens. Wie gehen wir damit um, wenn sich vielleicht unser Wunsch nach der perfekten Bikinifigur nicht mehr erfüllen wird? Gehen wir dagegen mit allen möglichen Diäten und Cremes an? Oder versuchen wir mit allen Mitteln und immer wieder unsere Falten zu »glätten«, sei es mit Botox oder sogar durch eine Operation?

Unsere Gedanken spielen eine sehr große Rolle für unser Wohlbefinden und unsere Gesundheit. Selbst wenn wir ganz gesund leben, aber unsere Gedanken oft negativ sind, auch in Bezug auf unser Älterwerden, dann erzeugen wir Stress. Auch Stress und ein Sich-nicht-Mögen ist eine Form der Gewalt mit all den gesundheitsschädlichen Auswirkungen auf unseren Körper, und hier besonders für unsere Seele.

Wenn wir Frieden schließen mit unserem Älterwerden und aufhören, uns dagegen zu wehren, entstehen viel mehr Gelassenheit und Ausgeglichenheit. Wir können die Qualitäten und den inneren Reichtum dieser Lebensphase mehr leben und mit Freude und mehr Leichtigkeit, mit Mut und viel Neugier diesen besonderen Weg gehen.

Satya

Satya bedeutet »Wahrhaftigkeit, Ehrlichkeit«. Hier geht es darum, aufrichtig zu sein in Gedanken, Worten und Taten und eine Kommunikation vom Herzen aus zu ermöglichen.

Im Zustand des *Satya* nehmen wir die Welt wahr, wie sie ist, und nicht, wie wir sie haben wollen. Es ist auch die Aufrichtigkeit uns selbst gegenüber, in dem Sinne, dass wir uns nichts vormachen oder uns selbst belügen. Wir nehmen die Veränderungen unseres Körpers wahr, lernen sie zu akzeptieren und zu lieben. Wir können viel für uns tun, um lange fit und gesund zu bleiben, und brauchen keine Angst zu haben, unsere Schönheit zu verlieren. Sie verändert sich nur mehr in eine innere und äußere Schönheit, der man Reife und Lebenserfahrung ansieht.

Satya bedeutet auch, sich vor anderen nicht zu verstellen oder sie bewusst anzulügen. Immer wieder habe ich es erlebt, dass besonders Frauen ihr Alter nicht mitteilen wollen oder ein jüngeres Alter angegeben haben. Wir können stolz sein auf unser Alter, auf unsere Erfahrungen, auf unser Leben.

Mit *Satya* kultivieren wir Offenheit uns und auch der Welt gegenüber. Wir würdigen unsere Gefühle und verdrängen sie nicht, passen dabei aber auch auf, uns und andere dabei nicht zu verletzen (*Ahimsa*). Wir sind authentisch und versuchen nicht, eine bestimmte Rolle zu spielen, nur um anerkannt und gemocht zu werden.

Asteya

Asteya hat die Bedeutung »Nichtstehlen« und meint in einem weiteren Sinne auch, nicht etwas haben zu wollen, was jemand anderem gehört. Es beinhaltet auch, keinen übermäßigen Besitz anzusammeln, sondern ein einfaches Leben zu führen. Positiv ausgedrückt steht es für Großzügigkeit, die Freude, zu geben, zu teilen und sich mit anderen zu freuen.

Oft fehlt diese Großzügigkeit, was meist aus einem Gefühl des Mangels entsteht, auch aus einem Mangel an Vertrauen zu uns und zum Leben. Er ergibt sich aus dem Gefühl, das durch negative Gedanken entsteht, wie: »Ich habe nicht genug«, »Ich bin nicht gut genug«, »Ich habe meine Jugend verloren«, »Ich bin nicht mehr attraktiv genug« oder auch: »Ich werde nicht mehr begehrt«. Wenn wir *Asteya* in unserem Alltag umsetzen, werden wir freier und zufriedener. Wir können frei werden von Überflüssigem, von Erwartungen und Ansprüchen an uns und andere und auch von falschen Vorstellungen, wie wir im Alter und in unserem Leben zu sein haben. *Asteya* erinnert daran, uns immer wieder einmal die Fragen zu stellen: Was brauche ich wirklich? Was ist mir wichtig in meinem Leben? Diese Fragen können besonders wichtig werden, wenn wir älter werden und spüren, wie die Zeit verrinnt. Es fordert uns zu einem bewussteren Umgang mit unserem Besitzstreben und unserem Verlangen auf. Wenn wir unsere Energie darauf richten, etwas haben zu wollen, was wir nicht brauchen, dann sehen wir weniger, was wir bereits haben, welche Fülle bereits da ist. Wir stehlen uns das Glück des Augenblicks, in dem wir uns auf die Zukunft fixieren oder in der Vergangenheit hängen bleiben.

Brahmacharya

Brahman bedeutet »das Absolute, das Wesentliche, das eine Wahre«, und *Charya* ist »der Wandel, die Bewegung«; *Brahmacharya* ist entsprechend eine »Bewegung auf das Wesentliche hin«. Eine etwas freiere Übersetzung lautet »besonnen leben und darin die Fülle entdecken«.

Gérard Blitz beschreibt in seinem Buch »Der Yogaweg des Patanjali« *Brahmacharya* mit folgenden Worten: »Mäßigung, Vernunft, sich nicht von den Extremen mitreißen lassen, beständig in der Mitte ruhend, im Gleichgewicht zwischen den entgegengesetzten Dingen.«[23]

Wir leben fast alle in einer Welt der permanenten Reizüberflutung. *Brahmacharya* empfiehlt uns eine freundliche Selbstkontrolle unserer Sinne, um uns nicht in den vielen Sinnesreizen zu verlieren oder uns sogar von ihnen beherrschen zu lassen. Warum unsere Zeit damit vergeuden, um in den Klatsch- oder Hochglanzmagazinen die Schönen und Reichen oder die perfekten Models zu bewundern oder zu beneiden? Selbst in vielen Yogabüchern und -magazinen wird häufig dieses Bild von Jugend, Wohlstand und Perfektion vermittelt. Auch da bekommen wir fast ausschließlich junge, schöne Menschen mit perfektem Styling vorgeführt, die in teurer Yogakleidung vor traumhafter Kulisse posieren.

Vieles in unserem Leben können wir übertreiben bis hin zu einer Sucht: Essen, Sex, Arbeit, Internet, Schönheits- und Jugendwahn, sogar Yoga. *Brahmacharya* können wir hier als eine Empfehlung verstehen, eine harmonische Energie in uns zu kultivieren, eine Energie, die von den äußeren Wünschen und Begierden mehr nach innen geht, um dort unser Glück und unseren Frieden zu finden. Die Fülle des Lebens finden wir nicht im Ausleben all unserer Begierden und in der Anhäufung von materiellen Dingen, sondern in der Fülle unseres inneren Reichtums und unseren liebevollen Beziehungen zu den Menschen, Lebewesen und der Natur.

Aparigraha

Das letzte der *Yamas*, *Aparigraha* kann man mit »Nicht-Ergreifen« übersetzen. Es ruft uns dazu auf, einen Schritt zurückzutreten, zu beobachten und dabei wahrzunehmen, wonach wir greifen möchten. Es fordert uns dazu auf, hinter die Welt der persönlichen Wünsche und Begierden zu schauen.

Was fehlt mir tatsächlich? Was kann ich loslassen? Wie lange wird mir das, was ich nun unbedingt haben möchte, Freude machen? Wen will ich damit beeindrucken? Wenn wir in dem Bewusstsein leben können, dass immer alles da ist, was wir gerade brauchen, dann können wir auch zufrieden sein mit dem, was wir gerade haben. Oft wollen wir nur etwas kaufen, essen oder konsumieren, um eine innere Leere zu füllen.

Wir orientieren uns oft an dem, was uns angeblich fehlt, und übersehen dabei, was wir bereits alles haben. Vielleicht wollen wir den Ansprüchen der Medien von permanenter Jugendlichkeit folgen, dem Anti-Aging, und setzen uns dadurch unter großen Druck. Das raubt viel Energie und hindert uns daran, die Qualitäten in unserem Leben zu kultivieren, die uns zu einem erfüllten Leben verhelfen. Ohne nach diesen äußeren Dingen zu greifen, die uns Glück versprechen, »be-greifen« wir immer mehr, dass wir einfach nur SEIN dürfen, so wie wir sind. Wir kehren zurück zu uns und finden die wahre Fülle in uns, unseren Beziehungen und in der Welt.

Die Niyamas

Nachdem wir mit den *Yamas* Empfehlungen für ein harmonisches Miteinander und den achtsamen und liebevollen Umgang mit der Welt bekommen haben, geht es bei den *Niyamas* darum, wie man mit sich selbst gut zurechtkommt, und um all das, was wir tun können, um in uns Frieden, Glück und Harmonie zu finden.

Shaucha

Shaucha bedeutet »Reinheit, Reinigung«; rein und pur zu sein in Körper, Geist und Seele. Gemeint ist hier auch, dass wir unserem Körper und Geist Gutes tun, damit unser Herz und unsere Seele Freude haben, darin zu wohnen.

Bei Shaucha geht es sowohl um die äußere als auch die innere Reinheit. Die äußere Reinigung ist leicht zu verstehen und auszuführen. Dazu gehört eine saubere und liebevoll gestaltete Umgebung, eine wohltuende Körperpflege, ein gesunder Lebensstil, eine natürliche Ernährung mit so wenig wie möglich Zusatz- und Giftstoffen; auch reine, saubere Luft gehört dazu.

Was können wir tun, um uns innerlich zu reinigen? Da ist es empfehlenswert, für uns Dinge und Situationen bewusst auszuwählen, die unseren Geist und unsere Seele stärken, die unserem geistigen und spirituellen Wachstum und unserer Gesundheit förderlich sind. Dazu gehört auch, positive Gedanken und Gefühle der Freude, Liebe, Herzlichkeit und Großzügigkeit zu kultivieren. Wir wollen unsere Gedanken, unsere Energie und das, was wir tun, auf die positiven Veränderungen in dieser Phase unseres Lebens richten, und uns nicht von dem Bild der Hochglanz-, Mode- und Galawelt beeinflussen lassen. Wir wählen bewusst aus, was uns guttut – Menschen, Natur, Kultur, Spiritualität u.v.m.

Auf unserem Weg des Yoga reinigen uns die Asanas von Verspannungen und »Verknotungen«, und unsere Energie kann dadurch wieder frei fließen; die Atemübungen geben uns frische Energie, die Meditation und Kontemplation verhelfen uns zu mehr Klarheit und Reinheit in unserem Geist. Und ein Leben nach ethischen Werten lässt Reinheit nicht nur in uns, sondern auch in unserer Umgebung entstehen.

Santosha

Santosha lässt sich mit »Zufriedenheit« übersetzen. Wir kultivieren hier Gelassenheit und spüren die elegante Kraft der Akzeptanz.

Wirklich zufrieden zu sein mit sich und seinem Leben ist zunächst einmal einfacher gesagt als wirklich gelebt. Wir alle kennen Gedanken, die beginnen mit »Ich wäre glücklicher, wenn …« oder »Wäre ich doch noch einmal jung, dann würde ich …«. Auch ist es oft schwer, sich den Verlockungen der Anti-Aging-Werbung mit ihren Versprechungen zu entziehen. *Santosha* bedeutet, glücklich zu sein mit dem, was wir haben und sind, anstatt nur unglücklich auf das zu schauen, was wir jetzt vielleicht mit zunehmendem Alter nicht mehr haben und nicht mehr sein werden.

Wenn wir *Santosha* kultivieren, wird uns auch bewusst, was für ein Wunder es ist, dass wir am Leben sind. Von hier aus können wir positiv vorwärtsgehen auf unserem Weg in das Älterwerden. Indem wir uns auf das besinnen, was uns wirklich glücklich macht und was wir lieben – Familie, Freunde, Natur, Hobbys, unsere Religion oder unseren Glauben –, nehmen wir wahr, dass wir bereits so vieles haben. *Santosha* möchte uns motivieren, jene Veränderungen auf unserem Weg in das Älterwerden, die wir vielleicht auch nicht so mögen, erst einmal zu akzeptieren und nicht dagegen anzukämpfen. Diese tiefe Akzeptanz macht es uns dann möglich, unser Alter in allen Facetten anzunehmen und durch innere Werte und Qualitäten Erfüllung, Glück und Zu-»Frieden«-heit zu finden.

Tapas

Tapas bedeutet wörtlich »Hitze, Feuer«, auch ein brennender Enthusiasmus. Es ist die Leidenschaft, die aber kein Leiden schafft. Zu *Tapas* gehört auch unsere Motivation und Disziplin. Wenn wir etwas lernen, uns weiterentwickeln oder verändern wollen, brauchen wir *Tapas*. Es ist die Energie des Kriegers, der Kriegerin, die uns auch den Mut gibt, die Veränderung des Alters anzunehmen. Sie schenkt uns die Begeisterung zu etwas, das uns in aller Tiefe erfüllt, für das wir Feuer und Flamme sind.

Tapas gibt uns die Ausdauer, um mit Geduld und Hingabe auch schwierige und herausfordernde Wege zu gehen. *Tapas* bringt uns Klarheit auf unserem Weg und motiviert uns, geistige Hindernisse und körperliche Trägheit zu überwinden. Wenn wir zum Beispiel feststellen, dass wir unsere Muskelkraft verlieren, oder unser Gewicht uns unglücklich macht, dann brauchen wir *Tapas*, die Motivation, den Willen und die Disziplin, um etwas zu unternehmen. Wir disziplinieren uns für mehr Bewegung und ein gezieltes Training unserer Muskelkraft und motivieren uns für eine Umstellung unserer Ernährung. Es ist eine Motivation und Disziplin, die am Anfang häufig schwierig ist und Widerstände erzeugt, aber bald wie selbstverständlich fließt und in Freude übergeht. *Tapas* ist unser geistiges Feuer, das Dinge in Bewegung bringt und möglich macht.

Svadhyaya

Svadhyaya heißt »an etwas nahe herangehen«, Selbsterforschung, Selbstreflexion. Es entsteht aus der tiefen Sehnsucht, etwas verstehen zu wollen, von der Welt und von uns. Durch das Üben der Selbstreflexion, des Beobachtens, und das Studieren unseres Selbst werden wir uns mehr und mehr bewusst, was uns guttut und was uns eher schadet. Wir erleben, was in uns geschieht, unsere Gefühle, Gedanken, Empfindungen.

Wie geht es uns mit all den Veränderungen des Alters? Fällt es uns schwer, sie zu akzeptieren? Dann sollten wir uns fragen, was vielleicht dahintersteckt und warum wir diese Veränderungen nicht annehmen wollen. Haben wir die Sorge, nicht mehr attraktiv zu sein, nicht mehr geliebt zu werden? Vielleicht haben wir auch Angst, dass unser Partner jemand anderes, Jüngeres, anziehender findet und uns vielleicht sogar deswegen verlässt. Vielleicht haben wir als Single Angst, nie wieder eine Beziehung zu haben, da wir uns nun unattraktiv und alt fühlen? Machen wir uns Sorgen über die Zukunft? All diese Fragen gilt es anzuschauen und dabei offen zu sein für all das, was das Leben uns noch bieten wird.

Ishvara Pranidhana

Ishvara Pranidhana bedeutet »Hingabe und Vertrauen an das Göttliche, an eine höhere Macht«, was immer wir auch darunter für uns verstehen. In Indien ist hier meist die Verehrung und Verbindung zu einem der hinduistischen Gottheiten gemeint, wie Shiva oder Vishnu, Lakshmi, Ganesha oder einen der vielen anderen Götter oder Göttinnen.

Ishvara Pranidhana bedeutet in einem weiteren Sinne, sich der Weisheit des Ungewissen und Vergänglichen zu überlassen. Es hilft uns dabei, unseren Blickwinkel vom »Ich« zu lösen, zu vertrauen, die »Heiligkeit« des Seins mehr zu sehen und uns dem Fluss des Lebens hinzugeben.

Wir kümmern uns bewusst und mit Freude um unsere Gesundheit und unser Wohlbefinden, aber erkennen dabei auch an, dass nicht alles in unseren Händen liegt und wir nicht wissen, was geschehen wird. Erst wenn wir unsere Ängste und Hoffnungen loslassen – unsere Ängste vor dem Alter und unsere Hoffnung, dass alles immer gut sein wird –, können wir uns der Kraft des *Ishvara Pranidhana* öffnen. Darin können wir ein großes Vertrauen finden; unsere kleine, schmale und enge Welt öffnet sich für die Fülle und den Reichtum des vollen und lebendigen Erlebens, was immer uns das Leben bieten wird.

Interview mit Daniel Orlansky

Daniel Orlansky (Jahrgang 1954) lebt in Boston, Massachusetts und unterrichtet Yoga seit 1992. Er ist zertifiziert in Jnana Yoga, Kali Rays TriYoga, Kundalini-Yoga und Meridian-Yoga und studierte außerdem Tanztherapie, Thai-Yoga-Massage und Shiatsu. Seinen eigenen Stil nennt er »Yoga of Energy Flow«. (www.yogaofenergyflow.com)

Wann kam Yoga zu dir?
Mit dem Meditieren habe ich 1974 begonnen, in meinem ersten Studienjahr. Da Meditation Teil des Pfades eines Yogis ist, würde ich deshalb auch sagen, dass ich damals mit dem Yoga angefangen habe. Es ereignete sich so, dass ich Zen-Meditation aus dem Buch »Zen-Geist, Anfänger-Geist« von Shunryu Suzuki lernte und davon gefesselt war. Ich meditierte in meinem Zimmer und in der Natur, und es half mir, das Leben als real, unmittelbar und endlos zu betrachten und jeden Atemzug als voll von Energie und kostbar zu erleben. Im Zen wird besonders auf die Haltung beim Meditieren Wert gelegt, daher war mein erstes Yoga-Asana Sukhasana, obwohl mir die Bezeichnung damals noch nicht geläufig war.

Was hat dich motiviert, mit Yoga anzufangen?
Als Jugendlicher war ich einsam, ein bisschen unglücklich und hatte kein Selbstvertrauen. Ich fühlte mich in meinem Körper und in meinem Geist gefangen und suchte nach irgendeiner Erleichterung. Mental hat mir Meditation sehr geholfen, aber mit Yoga ging es erst richtig los, als ich körper-

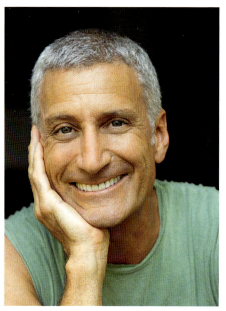

liche Übungen hinzufügte – das waren die Asanas. Später, nachdem ich mich bei einem Unfall am Rücken verletzt hatte, wurde eine starke tägliche Yogapraxis der Hauptfaktor in meinem Heilungsprozess. An diesem Punkt hatte ich keine Wahl: Wenn ich meine Dehnübungen vernachlässigte, wurde ich zuverlässig mit heftigen Schmerzen bestraft.

Welche Bedeutung hat Yoga für dich?
Ein Lebensstil, ein sehr praktischer Pfad, der mich vom kleinen Ich zum großen Selbst bringt, dem Selbst, das weiß, dass wahre Freude aus einer Vereinigung mit dem Bewusstsein kommt, das endlos weit und unendlich ist.

Wie sieht dein Üben aus?
Mein Yoga ist das praktische Yoga des Alltags, das Übungen enthält, die mich von Moment zu Moment zu der Erfahrung von Einheit mit dem, »was ist«, bringen. Auf einer täglichen Basis übe ich mich in Pranayama, Meditation und Yoga-Asana. Ich versuche, im Stil eines Yogis zu leben (achtsame Ernährung, Schlaf und Rede), praktiziere *Seva* (achtsames Teilen und Großzügigkeit) und führe mein Leben mit so viel Dankbarkeit und Nicht-Schaden, wie mir möglich ist.

Was für einen Einfluss hat dein Yoga in deinem Alltag?
Ich sehe unmittelbaren Nutzen für meine Gesundheit und Zufriedenheit. Mein Körper ist stärker und flexibler, und der Frieden in meinem Geiste ist größer. Ich bin glücklicher.

Was hat sich im Yoga für dich im Laufe der Jahre verändert?
Ich habe eine Zunahme der körperlichen und geistigen Flexibilität beobachtet. Ich kann Stress leichter loslassen und mich schneller und leichter entspannen.

Was bedeutet Yoga für dich in Bezug auf Themen wie Alter, Krankheit, Vergänglichkeit, Sterben und Tod?
Manchmal mache ich diesen Witz mit meinen Schülern, aber tatsächlich glaube ich, dass wir durch das Üben des Yoga gewissermaßen »rückwärts altern«. Nichtsdestotrotz werden wir sterben; dies ist in der Zukunft, entweder nah oder fern. Aber es scheint, je mehr ich in der Gegenwart lebe, was »Yoga« ist, desto weniger fürchte ich den Tod. Wenn ich mich der Gegenwart völlig hingebe, löse ich mich auf in etwas, das zeitlos und ewig ist – also wo ist der Tod? All meine Sorgen in Bezug auf den Tod verschwinden.

Ist dir im Yoga etwas begegnet, mit dem du gar nicht gerechnet hast?
Was ich herausfand, ist, dass es kein Ende des Lernens gibt. Die Bandbreite des Yoga ist so riesig und reich, dass ich immer weitergraben kann nach Weisheit und Bedeutung, und immer weiter diese Schätze zutage befördern kann – und kein Ende in Sicht.

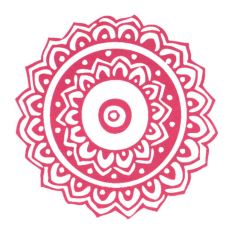

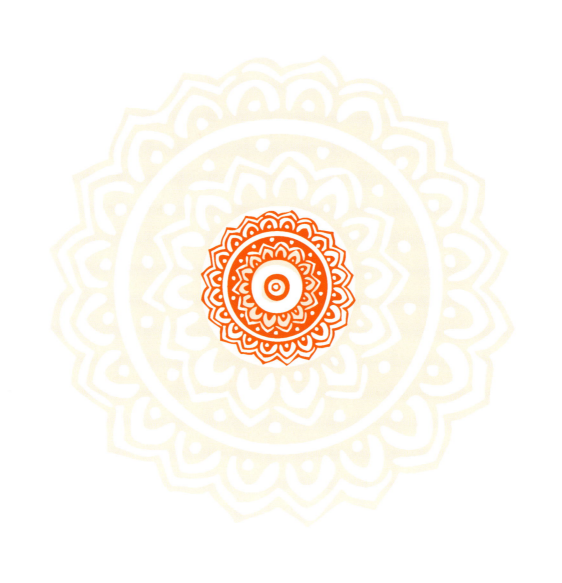

Die Kunst des Übens

Willkommen – Namaste!

Mudras sind symbolische Handbewegungen. Sowohl im Hinduismus als auch im Buddhismus kennt man zahlreiche solcher Handgesten. Die wohl bekannteste Mudra ist *Anjali Mudra*. Aus dem Sanskrit übersetzt heißt Mudra »das, was Freude bringt«.

In vielen asiatischen Ländern ist es Brauch, zur Begrüßung die Handflächen vor dem Herzen aneinanderzulegen. *Anjali Mudra* ist eine Geste der Begrüßung, des Dankes und der Ehrerbietung. Es ist wie ein »heiliges Hallo«. In Indien wird diese Geste von dem Grußwort *Namaste* begleitet, das wörtlich übersetzt »Verehrung sei dir« bedeutet. Im übertragenen Sinne weist dieser Gruß auf das Göttliche in jedem Wesen hin: »Das Göttliche in mir verneigt sich vor dem Göttlichen in dir.«

Anjali Mudra ist aber nicht nur eine bedeutungsvolle Geste, sondern auch eine kraftvolle Handposition, die sofort Energie zum Herzen führt. Wir zentrieren damit unsere Energie vor unserem Herzen und richten unser Bewusstsein nach innen, kommen an im Hier und Jetzt. Es bedeutet auch eine symbolische Verbindung zwischen unserer rechten und linken Gehirnhälfte, unserer aktiven und unserer empfangenden Natur, von Logik und Intuition, von männlicher und weiblicher Energie, von Stärke und Sanftheit.

Wenn wir unser Üben generell und auch manche unserer Asanas mit *Anjali Mudra* beginnen oder beenden, unterstützt das die jeweilige positive Wirkung. Wir verbinden uns mit unserem Inneren und kommen immer wieder in der Blüte des Augenblicks an.

Mahatma Gandhi soll einmal auf eine Nachfrage von Albert Einstein, was er mit dem bei ihm beobachteten Gruß *Namaste* ausdrücken wolle, geantwortet haben: »Ich ehre den Platz in dir, in dem das gesamte Universum residiert. Ich ehre den Platz des Lichts, der Liebe, der Wahrheit, des Friedens und der Weisheit in dir. Ich ehre den Platz in dir, wo, wenn du dort bist und auch ich dort bin, wir beide nur noch eins sind.«

Ich wünsche dir viel Freude bei deinem Üben. – *Namaste!*

Das eigene Üben

Wie wohltuend ist es, zum Yogaunterricht zu gehen, sich dort den Anleitungen eines Lehrers oder einer Lehrerin, möglichst mit einer angenehmen und beruhigenden Stimme, hinzugeben und sich von der Energie der Gruppe tragen zu lassen. Allein zu Hause zu üben ist dagegen meist eine große Herausforderung, besonders wenn wir noch ungeübt sind und nicht so recht wissen, was wir überhaupt üben sollten.

Durch unser eigenes Üben lernen wir andererseits uns, unseren Körper und unsere Bedürfnisse besser kennen. Es entsteht dadurch immer mehr das Wissen in uns darüber, was wir brauchen und was uns guttut. Wir können so auch leichter unser Üben auf unsere momentanen Bedürfnisse und Möglichkeiten hin anpassen; es kann so nachhaltig seine Wirkung entfalten, und eine tiefe Verbundenheit zu uns und unserem Körper entsteht.

Wir sollten uns aber nicht unter Druck setzen und denken, wir müssten nun jeden Tag für mindestens eine halbe Stunde oder länger Asanas und Flows üben. Ein bisschen zu üben ist besser, als gar nicht zu üben. Wichtig ist, einen Rhythmus zu finden, eine Regelmäßigkeit. Wenn wir regelmäßig jeden Tag auch nur für zehn Minuten üben, ist das wirksamer als nur einmal pro Woche für anderthalb Stunden.

Im Laufe des Tages können wir uns auch immer wieder wohltuende Pausen gönnen und kleine Oasen finden, in denen wir uns bewegen und die Asanas in unseren Alltag einfließen lassen, indem wir uns zum Beispiel in der Berghaltung die Zähne putzen, im Baum telefonieren, uns in der Position des nach unten schauenden Hundes kurz rekeln und strecken oder auch einmal in der Bauchlage lesen, wie wir es als Kinder gemacht haben. So können wir spielerisch ausprobieren, wo und was alles möglich ist.

Wenn dann der Wunsch und das Interesse wächst, in die Tiefe des Yoga einzutauchen, mehr über die Weisheiten des Yoga zu erfahren und sie zu leben, dann können wir uns in Achtsamkeit und Meditation üben und vielleicht auch immer mehr die ethischen Empfehlungen der *Yamas* und *Nyamas* in unseren Alltag einfließen lassen.

Ein schöner Ort

Ein schöner, ruhiger und sauberer Ort ist optimal. Vielleicht können wir einen besonderen Platz zu Hause auswählen und diesen schön gestalten mit Blumen, Kerzen, einem kleinen Altar oder Bildern. Er muss nicht groß sein, nur genügend Platz für unsere Yogamatte und unsere Bewegungen sollte es geben. Ein schön gestalteter Raum inspiriert uns eher zum Üben, als wenn wir immer erst einmal etwas wegschieben und wegräumen müssen, bevor es losgehen kann. Vielleicht wollen wir uns einen kleinen heiligen Ort gestalten, dessen Ausstrahlung schon zum Üben einlädt.

Für unser Üben können wir aber auch andere Orte finden, die vielleicht nicht so optimal sind. Wir sollten in dieser Hinsicht offen und flexibel sein. Fast jeder Ort kann zu einem Übungsort werden: im Büro ein paar Asanas und Flows auf dem Stuhl oder in einer ruhigen Ecke, im Hotel ein paar Übungen, auch wenn es eng sein sollte, bei einer Pause im Park, sogar im Flugzeug oder in der Bahn.

Einfacher als das Üben der Asanas und Flows in der Öffentlichkeit sind die vielen Möglichkeiten, Momente der Achtsamkeit, kleine Pausen der Meditation und Atempausen zu finden, oder Qualitäten, die wir kultivieren wollen, bewusst in unseren Alltag einfließen zu lassen.

Eine ganz besondere Qualität hat das Üben in der Natur. Dabei können wir ein besonders wohltuendes Gefühl der Verbundenheit mit den Elementen kultivieren, mit Luft, Erde, Raum, Feuer und Wasser.

Das Üben der Asanas und Flows

Wir beginnen unser Üben immer mit einem »Check up«, das heißt, wir nehmen bewusst wahr und fragen uns: »Wie fühle ich mich gerade? Wie fühlt sich mein Körper an? Wie ist meine Energie? Wie fühlt sich mein Atem an?«

Wir gehen bei unserem Üben immer von unserer momentanen Verfassung aus und holen uns mit der Energie ab, die gerade in uns vorherrscht. Durch diese Selbstreflexion kommen wir auch an in diesem Moment. Vom Hier und Jetzt ausgehend, beginnen wir dann mit unserem Üben, ohne uns in etwas hineinzuzwängen, ohne Gewalt (*Ahimsa*) anzuwenden. Wir sind nun bereit für unser »Work-in«.

Intention

Wir können unser Üben mit einer Intention verbinden, einer Absicht, einem Bestreben. Durch eine bestimmte Intention können wir uns geistig etwas vergegenwärtigen und uns darauf ausrichten, uns dem hingeben. Es kann eine große Kraft sein, Dinge zu verändern. Durch eine Intention wollen wir unsere Aufmerksamkeit während des Übens auf eine bestimmte Qualität lenken, die wir kultivieren möchten. Das kann vieles sein, etwas wie kräftigere Arme, mehr Beweglichkeit in den Hüften, weniger Schmerzen im Rücken.

Wir können aber auch innere Qualitäten und Werte kultivieren und diese dann bewusst nach unserem Üben mehr in unser Leben einfließen lassen. Ich habe in diesem Buch einige Qualitäten gewählt, die wir mit zunehmendem Alter und Übung kultivieren wollen und die uns auch in besonderer Weise auf unserem Weg in das Alter unterstützen werden. Während unseres Übens fokussieren wir uns immer wieder auf diese Qualität, vergleichbar mit einem Samen, der langsam wächst und unser Leben zu mehr Fülle führen kann. Eine Intention kann unserem Üben und unserem Leben mehr Tiefe, Fülle und Reife verleihen.

> Folgende innere Haltungen wollen wir immer während unseres Übens kultivieren:
>
> - Mit Freude und Leichtigkeit üben.
> - Mit entspannter Achtsamkeit üben.
> - Liebevoll üben, und die eigenen Grenzen respektieren.
> - Üben, ohne zu bewerten oder zu kritisieren.
> - Uns über kleine Fortschritte freuen.
> - Offen sein für neue Erfahrung, und Herausforderungen annehmen.
> - Und immer wieder dankbar sein, in Frieden und Freiheit üben zu können.

Die Gunas im Gleichgewicht

Nach der Yogaphilosophie besitzt alles Wahrnehmbare, auch unser Geist, drei Qualitäten bzw. Eigenschaften, *Gunas* genannt. Sie wurden im Zusammenhang mit Yoga und gesunder Ernährung bereits erwähnt, auch als Orientierung für unser Üben ist das Wissen über ihre Qualitäten hilfreich. Wenn einer der Gunas in uns dominiert, können wir bewusst unser Üben darauf ausrichten, um wieder ein Gleichgewicht herzustellen zwischen:

- *Tamas* – Schwere
- *Rajas* – Aktivität
- *Sattva* – Klarheit

Wenn wir die Energie von *Tamas* in uns wahrnehmen, fühlen wir uns schwer, müde, lustlos und möchten uns eigentlich gar nicht bewegen und schon gar nicht anstrengen. Wir wählen dann Asanas und Flows, die uns energetisieren, erwärmen und auch inspirieren, uns neugierig machen. Kraftvollere Asanas und dynamische Flows sind hier zu empfehlen.

Wenn *Rajas* in uns dominiert, fühlen wir uns energiegeladen bis hin zu rastlos, unruhig oder nervös. Wir möchten uns intensiv bewegen, möglicherweise sogar auspowern. Vielleicht brauchen wir in unserem Üben hier erst einmal ein Ventil, um überschießende Energie loszulassen. Vielleicht wollen wir uns erst einmal sportlich bewegen, tanzen oder seilspringen. Wir üben zunächst kraftvoll und dynamisch, und gehen langsam über zu den Asanas und Flows, die mehr eine beruhigende Wirkung haben.

Auch ist besonders darauf zu achten, dass wir nicht zu ehrgeizig oder leistungs- und körperbezogen üben und dadurch *Rajas* noch mehr verstärken.

Ziel unseres Übens sollte es immer sein, *Sattva* zu kultivieren. Sattva ist der Zustand der Harmonie, der Mitte. Es ist eine ruhige, wache Energie. Wir fühlen uns ausgeglichen und wohl und spüren eine Kraft ohne Anspannung und eine Ruhe ohne Trägheit.

Die Qualität der Asanas

»Sthira-sukham-asanam« –
Asanas sollen gleichermaßen die Qualität der Stabilität und der Leichtigkeit haben.
Yogasutra II.46

Sthira bedeutet »stabil« und »fest«, ohne hart zu werden. *Sukha* kann man übersetzen mit »leicht«, »angenehm«; gemeint ist, in jeder Position die Leichtigkeit, Freude und den Raum zu finden, um zu spüren, zu fühlen und wahrzunehmen. *Asana* bedeutet wörtlich übersetzt »sitzen« bzw. »eine Sitzhaltung einnehmen«. Wir können es weiter gefasst auch verstehen als eine Situation. Wir bringen uns in einen bestimmten Sitz oder eine bestimmte Situation und beobachten dabei, was geschieht. Egal, ob wir Asanas und Flows üben oder uns zur Meditation hinsetzen, wir wollen dabei immer die Qualitäten von *sthira* und *sukha* kultivieren.

Die Qualität unseres Übens ist immer wichtiger als die äußere Form. Unser Üben wird dann mehr zum Yoga, wenn wir die beiden Grundprinzipien von »Bemühen« und »Loslösung«, von *Abhyasa* und *Vairagya*, kultivieren. Unser

Üben ist ein aktives Tun, mit Disziplin und einer gewissen Anstrengung verbunden, dem Prinzip des *Abhyasa*. Und es sollte immer auch verbunden sein mit einer »Loslösung«, dem Prinzip *Vairagya*, das heißt mit dem Loslassen von Anstrengung und dem Tun.

Das Besondere an dieser Art des Übens ist eine Verbindung von aktiver Anstrengung und Konzentration auf der einen Seite und Loslassen und Entspannung auf der anderen Seite. Je geübter wir werden, umso leichter können wir diese Qualitäten entwickeln. Wir finden in unserem Tun mehr die Leichtigkeit, das Weniger-Tun, das »Undoing«. Weniger tun und mehr bekommen, indem wir es geschehen lassen.

Die Leichtigkeit in der Kraft und die Erfahrung der Kraft in der Leichtigkeit – diese Qualität können wir erleben in unserem Körper, in unserem Atem und unserem Geist. Wir erleben diese Kraft in den Asanas und Flows und immer mehr auch in unserem täglichen Tun.

Auch sollten wir die Asanas und unser Üben immer an unsere Verfassung, unsere Beweglichkeit, Kraft und Lebenssituation oder an vielleicht bestehende Erkrankungen und Einschränkungen anpassen. Wenn wir den ganzen Tag nur sitzen und wenig Kraft in unseren Muskeln vorhanden ist, ist es wenig sinnvoll, vorwiegend Dehnungen zu üben. Oder wenn wir einen Extremsport ausüben oder zum Bodybuilding nun auch noch ein sportliches und auf Kraft und Leistung bezogenes Üben wählen. Es geht immer darum, die Balance zu finden – zwischen Kraft und Beweglichkeit, Anspannung und Entspannung, Sonnenenergie und Mondenergie, Yin und Yang.

Je vertrauter uns die Asanas und Flows werden, umso mehr sollten wir auch darauf achten, nicht unseren Anfängergeist zu verlieren. Wir wollen nicht nach Perfektion suchen oder den Glauben haben, dass die Asanas, je anspruchsvoller und dramatischer sie sind, umso eher gut für uns sind. Die Ausführung eines körperlich beeindruckenden und angeblich vollständigen Asanas bedeutet nicht, dass wir dadurch gesünder, glücklicher und spiritueller werden. Angeblich perfekte Asanas sind nicht unser Ziel, und auch nicht das Erreichen der schwierigsten Positionen. Ziel ist es, in unserem Körper gut zu leben.

Dabei ist es kein Zeichen dafür, geübt und fortgeschritten zu sein, wenn wir eine angeblich vollständige Form eines Asanas oder extreme Positionen ausführen können. Fortgeschritten zu sein bedeutet eher zu wissen, wie weit wir gehen können und wann wir eine Pause brauchen. Unser Körper braucht die Belastung, um nicht im Laufe unseres Lebens vorzeitig abzubauen. Aber unser Körper mag keine Überlastung. Unser Körper liebt die Sanftheit, und wir sind oft zu grob zu ihm.

Es geht nicht um Leistung und Können beim Üben unserer Asanas, sondern darum, auf dem Weg des Yoga unsere Reise zu genießen und offen und kreativ auf die Herausforderungen zu reagieren, sowohl in unserem Üben als auch in unserem Leben.

Wenn wir nach wirklichen Fortschritten im Yoga Ausschau halten, sollten wir uns fragen: Werde ich geduldiger, toleranter, freundlicher und mitfühlender? Bin ich in der Lage, ruhig und in meiner Mitte zu bleiben, auch wenn Hektik und Stress herrschen und andere um mich herum wütend und aufgebracht sind?

Ein achtloses oder zu ehrgeiziges Üben birgt auch Gefahren. Wichtig ist, immer wieder nachzuspüren, wie unser Körper auf das Üben reagiert, anstatt zu sehr darauf zu hören, was Lehrer oder Bücher sagen, wie man reagieren sollte.

Auch sollten wir darauf achten, dass wir während unseres Übens nicht stumpf auf Autopilot schalten. Das kann zum Beispiel passieren, wenn wir nur eine festgelegte Sequenz üben oder immer die gleichen Asanas. Wir sollten uns immer wieder den Raum geben, uns neu im Asana zu erleben, zu spüren, zu fühlen und wahrzunehmen. So können wir ein immer wieder neues und inspirierendes Work-in gestalten

Unser Üben entfaltet sich von außen langsam immer mehr nach innen. Anfangs geht es um das Verstehen grundlegender Zusammenhänge, um das Erlernen einer harmonischen und gesunden Ausführung der Asanas. Wenn wir ein neues Asanas üben, konzentrieren wir uns auf die Bewegungen unseres Körpers und auf das Gefühl und den Klang unseres Atems. Wir können dabei immer besser wahrnehmen, wie die beiden, Körper und Atem, sich gegenseitig beeinflussen. Wir nehmen dadurch die vielen tiefen und kleinen Bewegungen unseres Körpers wahr, unseren inneren Flow. Es sollte ein Wahrnehmen mit Freude und Neugier sein und mit der Offenheit für das, was gerade geschieht.

Beim ersten Mal lernst du den Grundschritt, beim zweiten Mal spürst du den Stil, beim dritten Mal erlebst du die Musik und dann erkennst du die Seele des Tanzes.
Sahin Bicer

Dieses wunderschöne Zitat können wir wunderbar auf unser Üben der Asanas und Flows beziehen. Je geübter wir werden, umso mehr bewegen wir uns als Ganzes und nicht nur unseren Körper. Je vertrauter uns die Asanas werden, umso mehr können wir sie verkörpern, beleben, die inneren Qualitäten kultivieren und, ja, sie auch beseelen.

Im Fluss der Bewegung

Das fließende Üben der Asanas ist in besonderer Weise wohltuend, besonders nach einem Tag mit wenig Bewegung und nach langem Sitzen. Fließende Bewegungen, im eigenen Atemrhythmus ausgeführt, lassen sehr schnell unser vegetatives Nervensystem auf Ruhe schalten, sodass ein angenehm entspanntes Körpergefühl entsteht. Unsere Wirbelsäule beugt, biegt, streckt und dreht sich in geschmeidiger Weise und lässt das gesamte Körpersystem mitschwingen. Gestaute Energien beginnen wieder zu fließen, und nach und nach entsteht ein Gefühl von mehr Leichtigkeit. Unsere Bewegungen werden geschmeidiger und anmutiger, und unser Atem wird zur Musik, nach der sich unser Körper bewegt.

Es geht in unserem Üben um die Rückkehr zu einer Natürlichkeit, einer Harmonie von Kraft und Beweglichkeit, Anmut und Geschmeidigkeit. Wir bewegen uns bewusst locker und entspannt und gleichzeitig auch kraftvoll.

Unser Üben im Fluss der Bewegung ist ein Eintauchen in eine Bewegung, bei der sich Zeit und Raum aufzulösen scheinen. Eine tiefe Versunkenheit, ein engagiertes, aber dennoch müheloses Tun, ein anmutiger Wechsel aus fließenden und gehaltenen Asanas bewirken eine »bewegte Entspannung«. Die fließende, konzentrierte Bewegungsweise ermöglicht es, einen kontinuierlichen und harmonischen Energiefluss aufrechtzuerhalten, und löst alles Harte, Verspannte und Ruckartige aus unserem Bewegungsrepertoire auf. Unsere Wirbelsäule und die feine gelenknahe Muskulatur, welche die Wirbelkörper miteinander verbindet, werden auf elastische Weise gekräftigt, und geschmeidigere Bewegungen entstehen. Es sind diese fließenden und wellenartigen Bewegungen, die so wunderbar unseren verspannten Körper aufatmen lassen. Deshalb sollten wir uns während des Übens immer wieder die Frage stellen: Kann ich meine Bewegung noch fließender, leichter, geschmeidiger und genussvoller ausführen?

Leicht und kraftvoll

Meist kommt uns das Üben mühsam vor, wenn wir noch Anfänger sind. Je geübter wir werden, umso weniger werden wir »machen« müssen. Im Laufe der Zeit gilt es, immer weniger zu machen und uns immer mehr von einer Kraft aus der inneren Mitte tragen zu lassen. Wenn wir Kraft brauchen, dann eine entspannte Kraft, eine freudige Kraft.

Inwieweit ist mein Üben mühsam und schwer und verlangt meine ganze Anstrengung? Richte ich mich nach dem Bild der perfekt ausgeführten Übungen, die ein Lehrer mir vormacht oder wie sie häufig in Magazinen oder Büchern abgebildet sind? Konnte ich schon einmal erleben, immer weniger zu machen und dafür mehr zu bekommen? Konnte ich schon einmal erleben, dass die Übung fließt, wenn eine große Kraft in der Leichtigkeit entsteht? Wenn mir das Üben keine Freude bereitet und weder Geschmeidigkeit noch Entdeckungen bringt, dann vielleicht, weil ich zu viel tue, zu mechanisch übe, nicht wirklich achtsam bin und nicht auf meinen Körper höre?

Mit Leichtigkeit ist diese größtmögliche Entspannung gemeint, eine »Wohlspannung«. Häufig benutzen wir Muskeln, die wir gar nicht für das Asana oder die Bewegung brauchen. Auch in den kraftvolleren Asanas wollen wir die Freude und Leichtigkeit in der Kraft finden. Ein gutes Zeichen dafür, dass wir diese Leichtigkeit gefunden haben, ist, wenn unser Atem entspannt und frei fließen kann.

Flexibel und stabil

Viele glauben, es gehe im Yoga vorwiegend um Flexibilität. Zu hören sind dann oft Sätze wie: »Für Yoga bin ich zu steif«, »Yoga ist etwas, bei dem man sich extrem verbiegen muss.«

Zu häufig wird dieses Bild auch in den Magazinen, Büchern und Medien verbreitet.

Im Yoga geht es aber nicht allein um Flexibilität. Es geht darum, für uns eine Balance zu finden zwischen Beweglichkeit bzw. Flexibilität und Kraft bzw. Stabilität. Vielleicht sind wir eher beweglich in unseren Hüften, aber nicht in unseren Schultern. So brauchen unsere Hüften mehr Stabilität und unsere Schultern mehr Beweglichkeit.

Wenn wir bereits sehr beweglich sind, ohne die nötige Stabilität zu haben, sollten wir nicht noch mehr unsere Beweglichkeit kultivieren, sondern Kraft. Dehnungen sollten dann nicht zu lange und zu intensiv ausgeführt werden. Eine Dehnung sollte auch immer im Muskelbauch, mehr in der Mitte eines Muskels, gespürt werde, auf keinen Fall in der Nähe der Gelenke.

Ich erlebe immer häufiger, dass Teilnehmer in meinen Kursen vom Yin Yoga schwärmen und das lange Verweilen in den Dehnungen dieses Stils so mögen. Und oft ist gleich für ein geübtes Auge zu sehen, dass ihnen die Kraft und Stabilität fehlt.

Häufig fühlen wir uns zu Dingen hingezogen, auch zu bestimmten Yoga-Richtungen, die uns am leichtesten fallen, am bequemsten sind und die nicht die Qualitäten kultivieren, die für uns gut wären. Es gefällt uns dann mehr, uns gemütlich zu dehnen, da Kräftigung vielleicht zu anstrengend und mühsam erscheint.

Unsere Gelenke und auch die Wirbelsäule mit den vielen einzelnen Wirbeln brauchen aber kräftige und starke Bänder und harmonisch kräftige Muskeln für eine gesunde Funktion und eine Art Stoßdämpfung während unserer Bewegungen. Wir sollten uns dessen bewusst sein, wie wichtig erst einmal die Stabilität ist, und zum Beispiel die so populären sogenannten »hüftöffnenden« Asanas und Flows besonders achtsam ausführen, ohne dabei das Kultivieren der Kraft in der Muskulatur zu vernachlässigen.

Ein zu einseitiges und extremes Dehnen ist in etwa zu vergleichen mit dem Dehnen eines Gummibandes. Wenn es neu ist, ist es elastisch, aber dennoch fest und stark. Je häufiger wir es benutzen und dehnen, umso lascher wird es werden. So können wir es uns vorstellen, wenn wir uns zu viel dehnen, ohne die nötige Stabilität aufzubauen; dann leiern wir förmlich aus.

Geschmeidig und sicher

Das achtsame Hinein- und Hinausfließen aus den Asanas ermöglicht ein langsames und sicheres Verlängern der Muskeln, ohne dass der schützende Dehnreflex einsetzt. Diese fließenden Bewegungen bewirken ein angenehmes Aufwärmen, Mobilisieren und »Besaften« und führen zu mehr Beweglichkeit. Nachdem wir uns etwa drei bis sechs Runden fließend in ein Asana hineinbewegt haben, verweilen wir für etwa sechs bis acht Atemzüge in diesem Asana und kultivieren so auf sichere Weise noch mehr unsere Beweglichkeit.

Wenn wir uns eine Katze vorstellen, sehen wir sofort ein lebendiges Bild von natürlicher Beweglichkeit. Die Katze bewegt sich mit Leichtigkeit, Eleganz und Geschmeidigkeit, sie benutzt nur so viel Kraft wie nötig und ist dabei wach und präsent.

Im Kontakt mit dem Atem

Es ist und bleibt ein Glück, vielleicht das Höchste, frei atmen zu können.
Theodor Fontane

Unser Atem ist ein großes Wunder. Er ist Ausdruck des Lebens und beeinflusst entscheidend unsere Gesundheit und unser Wohlbefinden. Gefühle wie Angst, Freude, Wut, Gier, Leidenschaft usw. verändern sofort unseren Atem. Ebenso beeinflussen bestimmte Atemmuster unsere Gefühle, unseren Geist und unseren Körper. Der Atem drückt nicht nur unsere momentane Befindlichkeit aus, wir können mit ihm auch direkt Einfluss auf unser Befinden nehmen. Unser Atem bietet uns eine wunderbare Gelegenheit, Körper und Geist auf eine sehr tiefe Weise zu erfahren und zu beeinflussen.

Umgekehrt hat auch unsere Körperhaltung Einfluss darauf, wie wir atmen. Wenn wir zum Beispiel gekrümmt sitzen oder stehen oder den Bauch einziehen, ist ein tiefes und entspanntes Atmen nicht möglich, unser Atem kann nicht frei fließen. Ein ruhiger und bewusster Atem verleiht unserem Körper Leichtigkeit und unserem Geist Klarheit. Ein unruhiger kurzer und mechanischer Atem lähmt unseren Körper, macht uns müde.

Unser Atem fließt und ist eine der wenigen Konstanten in unserem Leben. Er bewegt sich wie in einem rhythmischen Tanz, einem Tanz zwischen der äußeren und der inneren Welt. Was auch immer geschieht, die Abfolge von Einatmen, Ausatmen und der Ruhe dazwischen läuft immer weiter, gleich den Bewegungen der Wellen im Meer. Erst wenn wir sterben, hört dieser Rhythmus auf.

Wir haben fast alle den Kontakt zu unserem Atem verloren, haben verlernt, natürlich zu atmen – frei, tief, entspannt, fließend und harmonisch. Oder wir »verlieren« den Atem immer wieder im Laufe unseres Alltags mit all den vielen Aufgaben, den Terminen, Herausforderungen und dem Stress.

Durch das Üben des Yoga in Achtsamkeit kultivieren wir unsere Atembewusstheit, lernen unseren Atem wieder kennen und bekommen die Freiheit, unseren Atem, und somit unser Wohlbefinden und unsere Gesundheit, selbst beeinflussen zu können.

Atempausen im Alltag

Sehr wohltuend, entspannend, beruhigend und auch energiegebend ist es, im Alltag immer wieder ganz bewusst den Atem wahrzunehmen. Da gibt es viele

Möglichkeiten, zum Beispiel während wir irgendwo warten müssen, bevor wir eine neue Tätigkeit anfangen oder immer wieder, wenn wir eine kurze Pause einlegen. Besonders in schwierigen Situationen, in Anspannung, bei Stress oder Schmerzen können wir schnell Erleichterung finden, indem wir uns mit unserem Atem verbinden.

Wenn wir uns bereits für einen kurzen Moment auf unseren Atem konzentrieren, kommen wir sofort an in diesem Augenblick. Wir kommen zur Ruhe und fühlen uns mehr in unserer Mitte, verbunden mit der Quelle des Lebens. In diesen Momenten können wir auftanken und wieder Energie bekommen – und können spüren, wie Energie und Klarheit wieder zurückkehren.

In dem Maße, wie du dich auf den Atem konzentrierst,
entfaltet er eine große Wirkungskraft,
auf tiefer Ebene zu reinigen und zu klären.
Und während der Atem reinigt und klärt,
stellen sich ein wachsendes Gefühl der Leichtigkeit
und erneuerter Energie im Körper
und eine größere Ruhe und Klarheit des Geistes ein.
Jan Heron[24]

Eine kleine Atemtherapie

An dieser Stelle kann ich das Gähnen sehr empfehlen. Es ist wunderbar geeignet, um zu entspannen und neue Energie zu bekommen. Durch das Gähnen nehmen wir vermehrt Sauerstoff auf und unsere Ausatmung ist dann lang und tief. Dies führt auch zu einer Entspannung von Kiefer, Hals und Nacken. Wir lassen den Atem wieder tief in uns entstehen, sodass alles, was wir tun, von den inneren Kräften unseres Atems getragen wird.

Wenn der alte Atem dich für immer verlassen hat,
ruhe
und genieße diese Leere.
Wenn der neue Atem dich ganz erfüllt hat,
ruhe
und genieße diese Fülle.
Sandra Sabatini[25]

Mit dem Ausatmen stelle dir vor, Altes, Verbrauchtes, Unangenehmes wegzuatmen, leer zu werden und loszulassen. Habe den Mut, leer zu werden, dich hinzugeben an das Leben.

Wenn du es zulässt, dass du dich hingeben kannst, geschieht auf ganz natürliche Weise eine Atempause, ein kurzer Moment der Stille. Und dein Atem scheint wie von selbst wieder zu kommen, ein natürlicher Impuls ganz tief aus deiner Mitte heraus. Du musst nichts tun, sondern kannst es geschehen lassen. Lasse den Atem kommen, lasse den Atem gehen, und warte, bis der neue Einatem von selbst kommt. Kannst du einerseits die Leere zulassen und andererseits diesem Impuls vertrauen? Es ist ein Gefühl, es atmet dich, du wirst beatmet, es lebt ein Rhythmus in dir, ohne Kontrolle und ohne dein Tun.

Unser Atem während des Übens

Unser Atem ist der Schlüssel dafür, uns achtsam in die Asanas zu vertiefen und sie lebendig werden zu lassen. Ein Asana, das uns in unserem Atem einschränkt, hat seinen eigentlichen Sinn und seine positive Wirkung verloren.

Am Atemfluss können wir die Qualität unseres Übens sehr gut wahrnehmen. Jede unnötige Anspannung, Überforderung oder Überlastung beeinflusst sofort unseren Atem. Wir haben dann den harmonischen Fluss unseres Atems verloren, atmen unregelmäßig, gepresst, zu kurz oder halten sogar den Atem an. Dadurch verspannen wir uns, werden hart in unseren Muskeln, unsere Gelenke verlieren dadurch ihren Raum und unser Herz-Kreislauf-System wird überlastet.

Das bewusste Wahrnehmen unseres Atems im Asana und in der Verbindung von Atem und Bewegung erfordert eine ganz besondere Aufmerksamkeit. Wir lernen unseren Atem kennen, kultivieren ein Atembewusstsein und unsere Achtsamkeit. Unser Üben der Asanas verändert sich, wird feiner, subtiler und mehr nach innen gerichtet.

Während unseres Übens atmen wir ein, wenn wir uns in einer Bewegung ausdehnen, ausbreiten. Während des Einatmens entsteht mehr Raum in unserem Körper und wir initiieren öffnende Bewegungen, indem wir zum Beispiel die Arme über den Kopf anheben oder uns nach hinten beugen. Einatmen bedeutet Atemfülle, auch ein Annehmen des Asana, ein Ja-Sagen, ein Ankommen. Ich nehme auf, breite mich aus und lasse Leichtigkeit entstehen.

Wenn wir ausatmen, bewegen wir uns in eher zusammenführende und schließende Bewegungen hinein, zum Beispiel bei Vorbeugen, Drehungen und seitlichen Dehnungen. Auch stabilisieren wir uns mit dem Ausatmen in unserer Körpermitte, in unserem Zentrum. Das ist wichtig bei all den Asanas und Flows, mit denen wir unser Zentrum (Core) kräftigen. Im Ausatmen ist vieles möglich: Kraft, Erdung und auch Entspannung.

> ### *Spüre, höre, beobachte*
>
> ▸ Mache es dir bequem, vielleicht in der Rückenlage mit den Beinen angewinkelt aufgestellt oder ausgestreckt, oder in einer bequemen sitzenden Position am Boden oder auf einem Stuhl. Sogar im Stehen kannst du diese Übung ausführen.
> ▸ ==Lege deine Hände auf den Bauch.== Nimm die Atembewegung in deinem Bauch wahr. Spüre, wie dein Bauch sich hebt bei der Einatmung und senkt mit der Ausatmung. Lasse deinen Bauch ganz weich werden. ==Eine bewusste tiefe Bauchatmung ist sofort wohltuend, beruhigend und vermittelt Geborgenheit.==
> ▸ Schenke dir immer wieder diese kostbaren Momente, um mit deinem Atem in Kontakt zu kommen. Nimm deine Atembewegungen wahr, spüre deinen Atem. Nehme ihn wahr, ohne ihn zu beeinflussen. Beobachte deinen Atem, so wie du das Spiel der Wellen am Meer beobachten würdest. Folge deinem Atem mit völliger Aufmerksamkeit.
> ▸ Spüre und höre deinen Atem voller Neugier und beobachte, was jedes Mal beim Einatmen und was beim Ausatmen geschieht. Folge diesem rhythmischen Tanz und nimm wahr, wie die Ausatmung sich von dir wegbewegt und wie die Einatmung sich auf dich zubewegt. Es geschieht wie in einer Wellenbewegung. Gib dich dieser Welle hin, lasse sie zu und genieße sie. Nimm wahr, wie auf ganz natürliche Weise nach der Ausatmung und nach der Einatmung eine kurze Pause entsteht. Diese Pausen sind etwas ganz Besonderes; es sind Zwischenräume, in denen Stille und Raum entsteht. Ruhe in ihnen, genieße die Leere nach dem Ausatmen und genieße die Fülle nach dem Einatmen.
> ▸ Finde deinen eigenen Rhythmus, und lasse deinen Atem zu einem sanften, rhythmischen und runden Fließen werden.

Interview mit Heide Seeger

Heide Seeger ist Jahrgang 1949 und leitet das Studio für Yoga und Entspannung in Pfullingen am Fuße der Schwäbischen Alb.
(www.yogastudio-pfullingen.de)

Wie kam Yoga zu dir?
Die Freude an der Bewegung ist einfach in mir. Das beeinflusste auch meinen Berufswunsch. Ich wurde Sportlehrerin und vermittelte den Wert des Wohlgefühls durch körperliche Leistungsfähigkeit schon über 40 Jahre in einer Realschule.

Als ambitionierte Hobbysportlerin im Freizeitbereich stärkte ich meine Kondition und Kraft durch regelmäßiges konzentriertes Training. Zum Leistungstest dienten mir Kurztriathlons, Skimarathonläufe, Langstreckenschwimmen, Volksläufe und Mountainbike-Rennen.

Irgendwann fühlte ich, der Körper benötigt nicht nur Kraft- und Ausdauertraining. Das zeigte sich durch immer häufiger wiederkehrende Rückenschmerzen. Ein befreundeter Arzt riet mir, dem Körper Entspannungsphasen zu gönnen. Dabei erwähnte er auch die erprobten und bewährten Weisheiten der Yogalehre. Das interessierte mich. Der Yogaweg bietet Möglichkeiten zur Entfaltung körperlicher, geistiger und seelischer Leistungsfähigkeit durch Verhaltensweisen, Denkarten und Körperschulungen. Ich belegte einen Yogakurs. Daraus wurde mein Yogaweg.

Was hat dich motiviert, mit Yoga anzufangen?
Ich fühlte, dass neben Kinderbetreuung und -erziehung, Hausbau, Berufssport und zusätzlichem Freizeitsport in einer selbstbestimmten Perfektion noch etwas Wesentliches fehlte.

Ich belegte zum Ausgleich einen Volkshochschulkurs in Yoga. Eine Pionierin der Yogalehre, die betagte 80-jährige Yogalehrerin Lisl Goldermann, vermittelte mir nicht nur die körperlichen Übungen der Yogalehre, sondern auch Yogaphilosophien. An ihr erkannte ich, dass das Erlebte nicht altert.

Welche Bedeutung hat Yoga für dich?
Yoga fordert mich täglich auf, mein Tun und Handeln bewusster zu gestalten. Ich kann die mich umgebenden Bedingungen besser annehmen

und einordnen. Mein Interesse wurde einfach verschoben. Ich beschäftige mich mit Themen, für die ich mich vorher nicht interessierte, ja, die ich kaum wahrgenommen habe.

Wie sieht dein Üben aus?
Üben wird im Allgemeinen mit körperlichen Übungsformen verknüpft. Das sehe ich inzwischen nicht mehr so streng. Da ich wöchentlich zehn Unterrichtseinheiten absolviere, ist das regelmäßige Üben gegeben. Ich brauche in der »unterrichtsfreien Zeit« einfache, vom Atem geführte Bewegungen; oft lege ich mich nur auf den Fußboden und lasse es atmen.

Mein tägliches Aufwachritual beginnt mit einer Atemübung und einer Kurzmeditation. Es folgen kleine Rituale, wie bewusstes Trinken von warmem Wasser, der morgendliche Blick durch das Küchenfenster zur angrenzenden Obstbaumwiese; jeden Tag sehe ich dieselbe Wiese mit neuem Blick.

Was für einen Einfluss hat dein Yoga in deinem Alltag?
Ich versuche meinen Tagesablauf bewusst zu gestalten. Darin sehe ich persönlich den Einfluss der Yogalehre.

Ich führe eine Yogaschule mit etwa 200 Schülern pro Woche. Damit rückt das Thema »Yoga« in den Mittelpunkt meines Lebens. Beobachtungen und Erfahrungen im Alltag bieten mir häufig Impulse für den Unterricht. Der Inhalt meiner Bücherregale hat sich sehr verändert, sie sind mit Yogaliteratur voll bestückt; Romane, sofern sie noch da sind, verstauben in der Ecke.

Was hat sich im Yoga für dich im Laufe der Jahre verändert?
Zu Beginn meiner Yogapraxis konzentrierte ich mich zunächst auf die korrekte Ausführung der Yogahaltungen und auf das Verstehenwollen der Yogalehre. Irgendwann wurde mir bewusst, dass das Erzwingen nicht der richtige Weg sein kann. Ich beobachtete, dass ich immer genau das verstehen konnte, was meinem bisher gegangenen Yogaweg entsprach. War es Glück, Zufall oder Fügung: Ich begegnete immer genau den Lehrern, die ich für mein weiteres Verständnis benötigte. Sie öffneten mir neue Dimensionen und sorgten dafür, dass der Weg immer spannender und interessanter wurde.

Ich kann mit meinen Stimmungen, mit meinen Körperempfindungen

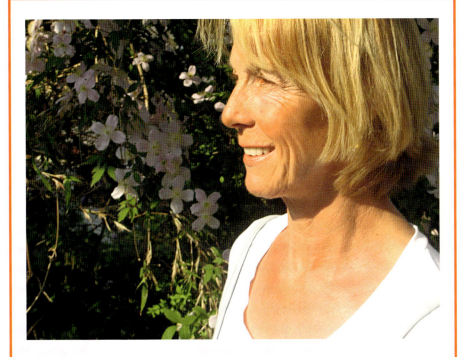

und mit den vorhandenen materiellen Randbedingungen gelassener umgehen. Ich verhalte mich toleranter in meiner Umgebung.

Was bedeutet Yoga für dich in Bezug auf Themen wie Alter, Krankheit, Vergänglichkeit, Sterben und Tod?
Diese Themen können zusammengefasst werden in eine Klasse von kommenden Veränderungen, über die man nicht besonders gerne nachdenkt; einfach deshalb, weil sie zu unbestimmten Situationen führt.

Diese Frage zu beantworten gelingt nur, wenn man sich mit dem Sinn des Lebens auseinandergesetzt hat oder sich damit auseinandersetzt. Das Leben ist ein ständiger Prozess der Veränderung. Die Zukunft kann von uns nicht vorausgesagt werden. Diese oben genannten Themen sind wenig zu beeinflussen. Es gilt, Dinge zu akzeptieren und sich mit dem Jetzt zu arrangieren. Die Zukunft gelassen und optimistisch zu erwarten, dabei hilft mir Yoga.

Es fiel mir und meinem Mann leicht, unseren beiden Töchtern die Vollmacht über die Zeit zu geben, in der wir nicht mehr selbst entscheiden können.

Noch eine Anmerkung: Auf der Gäste-Einladungskarte zu meinem 60. Geburtstag (2009) steht folgender Text:

»Eigentlich ein ganz normaler Tag in einem wunderbaren Leben: morgens Enkeltreff und abends Yogakurse – und doch ist er etwas ganz Besonderes. Es ist mein 60. Geburtstag, ich bin gesund und in voller Frische, deshalb möchte ich mit meinen Freunden feiern …«

Noch heute fühle ich mich wohl und leistungsfähig, sodass meine Enkel nicht ihre Mütter, sondern mich fragen, ob ich mit ihnen auf einen Baum klettere. Ich sehe das alles als große Gnade und ein Geschenk des Himmels.

Ist dir im Yoga etwas begegnet, mit dem du gar nicht gerechnet hast?
Zu Beginn meiner Yogapraxis ging ich davon aus, dass Yoga ein Thema wird, das nach der Bearbeitung langsam verblasst. Aber es wurde immer interessanter und spannender für mich. Ich spüre, es gibt kein Ende. Es gibt immer nur neue Anfänge. Themen klappen auf, die mir vorher unbekannt waren, die aber so wichtig für mich werden, dass ich sie aufgreife. Mit diesem Weg in eine beispiellos spannende Endlosigkeit habe ich niemals gerechnet.

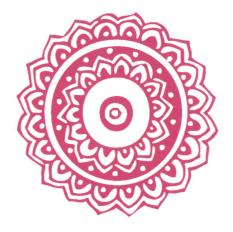

Qualitäten, die wir durch unser Üben kultivieren wollen

Stille

Nicht außerhalb, nur in sich selbst soll man den Frieden suchen.
Wer die innere Stille gefunden hat, der greift nach nichts,
und er verwirft auch nichts.
Buddha

Ruhe und Stille sind in unserem Leben kaum noch zu finden. Es gibt eine alltägliche Lärmkulisse, ja Lärmverschmutzung, der wir uns meist nicht entziehen können. Selbst beim Einkauf werden wir oft mit Musik berieselt, da Marketingexperten der Stille eine konsumhemmende Wirkung nachsagen. Immer häufiger läuft auch während des Yogaunterrichts Musik, manchmal sogar von Anfang bis Ende, sehr laut und mit Musikstücken, die vom Rhythmus her nicht stimmig sind. Viele Menschen sind mittlerweile so an einen permanenten Geräuschpegel gewöhnt, dass Stille bei ihnen ein Unbehagen oder Langeweile verursacht.

Ein ruhiger Ort ist eine wirkungsvolle Möglichkeit, um innerlich mehr zur Ruhe zu kommen. Wenn wir nicht von äußeren Geräuschen abgelenkt werden, können wir mehr in uns hineinspüren.

Doch selbst wenn es uns gelingt, die vielen Quellen der Geräusche im Außen abzuschirmen, stellen wir oft fest, dass auch in unserem Inneren keine Stille herrscht. Unsere Gedanken und Gefühle drängen sich uns in endlosem Kreisen auf. Die Stille ruft in uns zugleich Angenehmes und auch Unangenehmes wach. Viele Menschen können zu Beginn die Stille oft nicht ertragen; sie macht ihnen sogar Angst.

Die Stille und das Schweigen sind die Tore zu unseren inneren Räumen und können eine große Offenbarung sein. In der Stille wenden wir uns ab von den Forderungen, Erwartungen und Einzelheiten der äußeren Welt und tauchen mehr ein in unsere innere Welt. Unsere Selbstwahrnehmung und Selbsterkenntnis festigen sich in diesen Momenten.

Stille tritt ein, wenn wir uns ruhig und sicher fühlen und nicht von äußeren Anforderungen gejagt oder emotional aufgewühlt sind. Auf diese Weise können wir einen ruhigen inneren Raum kultivieren, der uns immer zur Verfügung steht und den wir immer wieder aufsuchen können. Dieser innere Raum schafft die Möglichkeit für ein ruhiges Verweilen, um nachzudenken, zu spüren, zu fühlen, zu beobachten und das wahrzunehmen, was in diesem Augenblick geschieht.

Wenn wir einen Ort der Stille in uns gefunden haben, erleben wir uns nicht mehr so sehr als Getriebene, sondern eher als Ankommende. Die Stille und das Schweigen laden uns ein, die lärmenden Gedanken und aufwühlenden Gefühle zur Ruhe kommen zu lassen.

Es gibt kaum etwas, das dem westlichen Menschen so fehlt wie die Stille, kaum etwas, das ihm so schwer fällt wie die Übung der Stille.
Der Lärm hält uns in seinem Bann, der Lärm der Welt, aber mehr noch das innere Getön der uns bewegenden Sorgen, der unterdrückten Gefühle, Süchte und Sehnsüchte, vor allem aber das Stöhnen, das aus der Spannung zu unserem unbefreiten Wesen stammt.
Karlfried Graf Dürckheim[26]

Es hilft nicht viel, nach großartigen spirituellen Errungenschaften zu streben, solange wir es nicht schaffen, den inneren Lärm unserer Gedanken und Gefühle zur Ruhe zu bringen. Es sind genau diese Gedanken und Gefühle, die uns darin hindern, dass in uns mehr Stille entsteht, eine Stille, die heilt, besänftigt und harmonisiert. Viele spirituelle oder religiöse Wege praktizieren Stille in Form der Kontemplation und Meditation.

Auch Yoga lehrt die Stille. Es ist sogar das Ziel des Yoga, die Bewegungen des Geistes zur Ruhe zu bringen, Stille in uns zu finden.

Im Yoga erleben wir immer wieder Momente der Stille, im Flow – der Meditation in Bewegung –, im Verweilen in einem Asana, in der Meditation. Jede Yogastunde kann für uns so mehr und mehr zu einer Zeit des Innehaltens und Ankommens werden. Wir werden ruhiger, entspannter, erleben immer häufiger die Blüte des Augenblicks und die so wohltuende Wirkung der Stille.

Wir kommen an

Shavasana ist wunderbar geeignet für ein Ankommen, ein Ankommen im Raum, in unserem Körper, in uns und in der Bewusstheit unseres Atems. Es ist wie ein kleines Check-up. Wir nehmen uns selbst wahr und wie es uns gerade geht. Shavasana braucht keine Vorbereitung, kein Aufwärmen und Mobilisieren, keine Kraft oder Beweglichkeit, und unser Körper kann wunderbar zunächst einmal entspannen und loslassen. Besonders nach einem langen Tag mit viel Sitzen und wenig Bewegung oder dem vielen Tun ist es empfehlenswert, nicht gleich im Sitzen oder eher fordernden Asanas zu beginnen.

Position der vollständigen Ruhe (Shavasana)

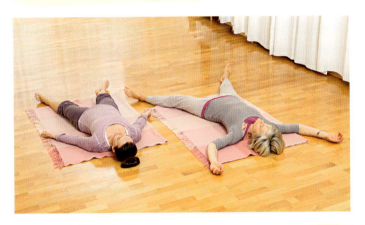

Liege bequem auf dem Rücken. Bewege dich etwas hin und her, um dich zu lockern. Nimm den Boden unter deinem Körper wahr. Nimm die Festigkeit des Bodens wahr, und gebe dein Gewicht voller Vertrauen an den Boden ab. Fühle dich getragen vom Boden. Komme mehr und mehr an, in diesem Raum, in deinem Körper, in diesem Augenblick.

Mache dich bereit für dein Work-in. Gehe über ins Spüren, Fühlen, Beobachten und Wahrnehmen. Wie fühlt sich dein Körper an? Liegt dein Körper gleichmäßig am Boden auf? Gibt es Stellen, die sich verspannt anfühlen? Wie geht es dir? Wie fühlst du dich? Entspannt, vital und frisch? Oder angespannt, gestresst, müde, gereizt? Nimm alles genau wahr, ohne zu bewerten oder zu verurteilen. Es sollte immer ein liebevolles, neugieriges Wahrnehmen sein.

Nimm deinen Atem wahr. Wie fühlt sich dein Atem an? Lasse deinen Atem frei und entspannt fließen, lasse ihn mehr geschehen. Mit dem Ausatmen stelle dir vor, Altes und Verbrauchtes wegzuatmen. Lasse mit deinem Ausatmen mehr los.

Stille

Rekeln, Strecken, Dehnen

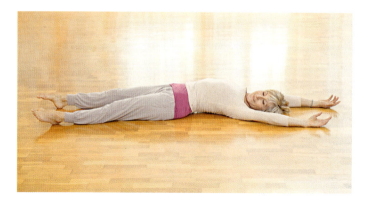

Fange an, dich zu bewegen. Strecke deine Arme über deinen Kopf und gehe über in ein genussvolles Dehnen, Rekeln und Strecken. Spiele mit den Bewegungen, und probiere aus, was sich gut anfühlt. Schneide mit deinem Gesicht auch mal Grimassen, um danach die Gesichtsmuskeln bewusst zu entspannen. Rolle mit deinem Kopf von Seite zu Seite hin und her. Strecke dich auf einer Seite mehr in die Länge, dann auf der anderen Seite. Schaukele leicht etwas mit deinem Körper hoch und runter und zu den Seiten.

Erforsche
Verändert sich etwas in deinem Atemfluss? In deinem Körper? In dir?

Halbes Apanasana

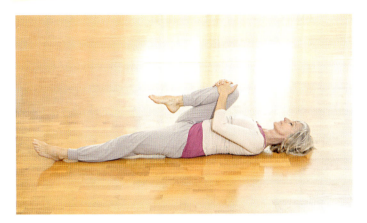

Führe dein rechtes Bein angewinkelt zum Oberkörper. Greife mit deinen Händen um das rechte Knie, und führe den Oberschenkel mehr zum Oberkörper. Sei dabei ganz locker in deinen Armen, Händen und Fingern.

Stelle das angewinkelte Bein wieder am Boden auf und lasse es so locker wie möglich in den Boden gleiten[27]. Strecke auch die Arme wieder über deinem Kopf aus. Rekele und strecke dich erneut voller Genuss. Führe nun dein linkes Bein angewinkelt zum Oberkörper. Lasse es dann wieder ganz locker in den Boden gleiten und rekele, strecke und dehne dich erneut.

Variante
Wenn du ein Bein zum Oberkörper führst, richte dich mit deinem Oberkörper auf und bewege deine Stirn so weit es für dich angenehm ist in Richtung Knie. Wenn du wieder am Boden bist und dich rekelst und dehnst, rolle mit deinem Kopf von Seite zu Seite hin und her, um Hals und Nacken zu entspannen. Falls du Spannungen im Nacken oder Hals wahrnimmst, dann bleibe lieber mit deinem Oberkörper am Boden ... Glücklicher Hals, glücklicher Nacken!

Erforsche
Nimm wahr, wie die Bewegungen deinen Rücken beeinflussen. Was geschieht mit deinem Rücken? Wenn du dich rekelst, richte immer wieder mal dein Steißbein mehr Richtung Füße aus, rekele dich nicht in ein zu extremes Hohlkreuz.

Flow

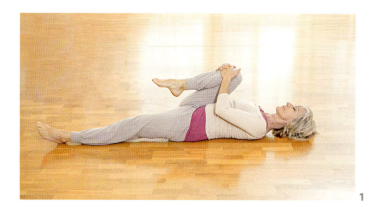

1

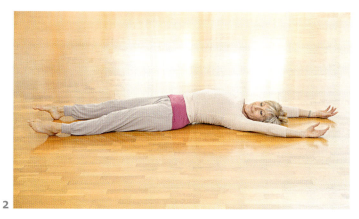

2

Mit dem Ausatmen führe ein Bein zum Oberkörper (Abb. 1). Mit dem Einatmen rekele, strecke und dehne dich (Abb. 2).

Rollmassage

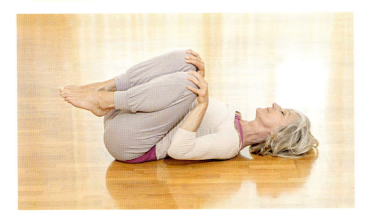

Führe beide Beine angewinkelt zum Oberkörper und lege entspannt deine Hände auf den Knien ab. Vielleicht fühlt es sich für dich angenehmer an, die Beine mehr auseinander zu führen oder mehr zusammen. Beginne auf deinem Rücken hin und her zu rollen. Spiele mit der Bewegung. Rolle mal klein und langsam, mal schneller und größer. Rolle auch mal kleine Achten.

Erforsche

Nimm immer wieder bewusst den Boden unter dir wahr. Fühle die Stabilität und Festigkeit. Wenn wir am Boden liegen, können wir uns der Schwerkraft hingeben und einfach nur in Ruhe anwesend sein. Wir können das Gewicht unseres Körpers an den Boden abgeben und dabei ein Gefühl des Vertrauens kultivieren, von der Erde, von Mutter Erde, getragen zu werden.

Schaukelmassage

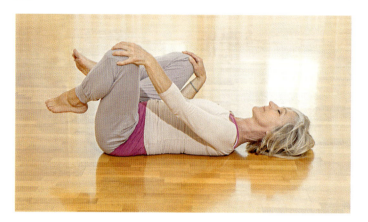

Greife über die Innenseite deine Knie und lasse deine Beine so weit es für dich angenehm ist auseinandergleiten. Beginne hin und her zu schaukeln. Schaukele mal klein und schnell, mal langsamer und größer, und beginne nach einer Weile, während des Schaukelns auch mit deinen Beinen kleine Bewegungen auszuführen. Fange klein an und probiere wieder aus, was sich gut anfühlt.

Apanasana Flow

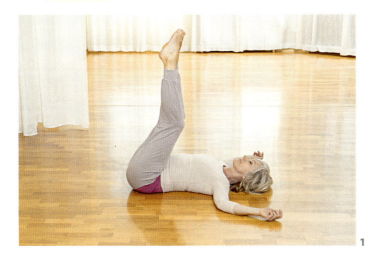

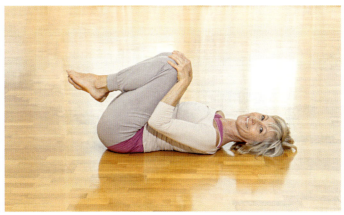

Strecke beide Beine nach oben aus (Abb. 1). Deine Arme liegen seitlich ausgebreitet am Boden, mit den Handflächen nach oben gerichtet. Finde die Entspannung in deinen Beinen und deinen Armen. Finde sie, indem du eventuell die Beine oder Arme mehr oder weniger anwinkelst.

Winkele beide Beine an und führe sie mit deinen Händen auf den Knien sanft mehr zum Oberkörper (Abb. 2).

Strecke deine Beine wieder so weit es für dich angenehm ist nach oben aus, und breite deine Arme wieder seitlich aus.

Variante

Wenn du deine Beine angewinkelt zum Oberkörper führst, bringe deine Stirn zu den Knien. Wenn du wieder mit dem Kopf am Boden liegst, rolle deinen Kopf von Seite zu Seite hin und her. Falls du jedoch im Hals oder Nacken eine unangenehme Spannung wahrnimmst, bleibe mit Oberkörper und Kopf am Boden.

Erforsche

Beginne mit deinen Füßen zu kreisen. Bleibe dabei locker in den Fußgelenken und ändere auch immer wieder mal die Richtung und das Tempo des Kreisens. Strecke sie, winkele sie an, lasse deine Füße tanzen, auch die Zehen.

Flow

Mit dem Ausatmen führe deine Beine angewinkelt zum Oberkörper. Mit dem Einatmen strecke deine Beine wieder nach oben aus und deine Arme am Boden zur Seite.

Einfache Bauchdrehung (Jathara Parivartanasana)

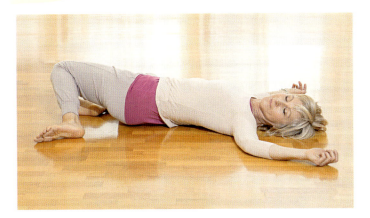

Stelle deine Beine angewinkelt am Boden auf, mit deinen Füßen und Beinen etwa hüftbreit auseinander. Schwinge die Beine hin und her. Spiele mit dieser Bewegung: Schwinge die Beine mal gleichzeitig hin und her; beginne ein anderes Mal mit dem innen aufgestellten Bein, und wechsele mit den Beinen weit auseinander zur anderen Seite.

Erforsche

Wenn du deine Beine zur Seite abgelegt hast, nimm deinen Bauchnabel wahr, schmiege ihn ganz leicht mehr ins Körperinnere. Beginne vom Bauchnabel aus, von deiner Körpermitte, die Beine wieder zurück in die Ausgangsposition zu bewegen.

Glück und Freude

Wer der Freude nachhängt, den wird der ständige Wandel des Lebens vernichten.
Wer die Freude küsst, wenn sie vorbeifliegt, lebt im Sonnenaufgang der Ewigkeit.
William Blake

Wir sind unglücklich, wenn uns etwas körperlich oder seelisch belastet, wir Sorgen haben oder von Schmerz, Krankheit oder Stress herausgefordert sind.

Wir sind auch unglücklich, wenn wir uns zu sehr an etwas binden, nicht loslassen können, uns gegen Veränderung wehren und uns dem Fluss des Lebens nicht hingeben können.

Im Prozess des Älterwerdens kann es sein, dass wir krampfhaft versuchen, jugendlich zu wirken, und die Veränderungen unseres Körpers nicht annehmen wollen. Wir sehen und interpretieren das Älterwerden eher als etwas Negatives, sehen nicht das Positive und werden früher oder später deswegen leiden. Wenn wir hingegen diese Veränderungen annehmen, wertschätzen und die vielen Möglichkeiten sehen und nutzen, dann haben wir eine große Chance, diese Lebensphase in Fülle, mit Freude und Glück zu leben.

Wenn wir Freude am Leben haben, kommen die Glücksmomente von selber.
Ernst Ferstl

Wir können uns als glücklich bezeichnen, wenn wir die Freude an der Fülle des Lebens gelernt haben, und zu dieser Fülle gehören auch die Gefühle des Schmerzes, des Verlustes und der Trauer.

In Sanskrit gibt es die Begriffe *Sukha* und *Ananda*. *Sukha* bedeutet »angenehm, freundlich, wohltuend, freudvoll« und auch »Glück, Freude, Wohlergehen«. Der Begriff *Ananda* wird übersetzt mit »das vollkommene und höchste Glück, die Wonne«, und hiermit ist eine dauerhafte Freude gemeint, die aus sich selbst existiert und nicht von äußeren Dingen abhängig ist. Manchmal wird *Sukha*, das abhängig ist von den äußeren Gegebenheiten, als Gegensatz zu *Ananda* gesehen und der Hinweis gegeben, weniger nach *Sukha*, den kleinen Vergnügen, sondern eher nach *Ananda*, dem dauerhaften Glück, zu streben. Denn dabei geht es nicht um Glücksmomente oder eine flüchtige Emotion oder Stimmung, sondern um ein tief empfundenes Gefühl der Fülle, eines inneren Reichtums, eines tiefen Wohlbefindens.

Dieses tiefe Gefühl des Glücks bedeutet vor allem, das Leben zu lieben und dabei die Welt nicht etwa durch eine rosarote Brille zu betrachten oder die Augen vor dem Leid zu verschließen. Dauerhaftes Glück ist eine Lebenskunst und erfordert unser ständiges Üben, auch in Form einer Schulung unseres Geistes und der Kultivierung der im Buch beschriebenen Qualitäten.

Es ist nicht leicht, das Glück in sich selbst zu finden,
doch es ist unmöglich, es anderswo zu finden.
Agnes Repplier

Im Yogasutra des Patanjali werden insgesamt vier Formen der Freude genannt. Drei davon, *Sukha*, *Santosha* (einer des Niyamas) und *Ananda*, haben wir schon kennengelernt.

Sukha – Leichtigkeit, Wohlgefühl
Dies ist eine Freude, die durch schöne Ereignisse entsteht und uns wohlfühlen lässt. Wir wollen in unseren Asanas und Flows immer das *Sukha*, diese angenehme Haltung, finden und uns und unserem Körper damit Gutes tun. Diese Art der Freude ist jedoch flüchtig, da sie von äußeren Einflüssen abhängig ist und schnell wieder vergehen kann.

Santosha – Zufriedenheit
Santosha ist die Freude, die aus der Akzeptanz kommt. Es ist die Freude, die aus einer inneren Gelassenheit entspringt und aus dem Vertrauen entsteht, dass letztlich alles zum Guten ist.

Mudita – Mitfreude
Mudita gehört neben Liebe, Mitleid und Gleichmut zu einer der vier Grundtugenden bei Patanjali. Es ist eine besonders schöne Freude, da wir uns mitfreuen, wenn jemand anderes sich freut. Es ist eine selbstlose Freude und auch die Freude, schöne Momente mit anderen zu teilen. Dazu gehört auch, sich selbst dann über das Glück und den Erfolg der anderen zu freuen, wenn wir selber gerade schwierige Zeiten erleben.
In der Phase des Älterwerdens bedeutet dies zum Beispiel, sich zu freuen über die Jugend mit ihrer Frische, Schönheit und Zuversicht.

Ananda – Glückseligkeit
Ananda ist wie gesagt die vollkommene Glückseligkeit und Wonne. Hier ist eine dauerhafte Freude gemeint, die aus sich selbst existiert und nicht von äußeren Dingen anhängig ist. Sie ist die Freude an der Fülle des Lebens mit all unseren Erfahrungen, egal, ob jung oder alt, mit oder ohne Falten.

Der bewegte Schneidersitz

Schneidersitz (Sukhasana)

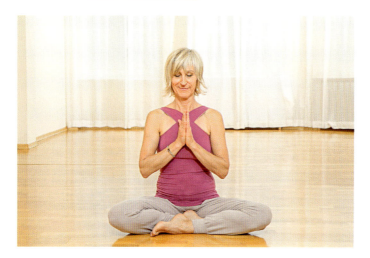

Komme in den Schneidersitz. Ziehe leicht mit deinen Händen deine Gesäßhälften seitlich auseinander, um deine Sitzknochen mehr wahrnehmen zu können. Bewege dich auf ihnen, schwinge seitlich hin und her, vor und zurück. Wie bereits ihr Name sagt, sollten wir immer auf unseren Sitzknochen sitzen. Rolle einmal hinter deine Sitzknochen, einmal vor deine Sitzknochen, und beobachte genau, was dabei geschieht.

Führe deine Hände in Anjali Mudra vor deinem Herzen zusammen, spüre nach innen. Nimm deinen Atem wahr, und lasse ihn sanft, gleichmäßig und frei fließen. Atme in deinen Bauch, und nimm die Atembewegungen im Bauch wahr. Nimm deinen Körper wahr. Wie fühlt er sich an?

Tipp

Sukha bedeutet »Freude« und »Leichtigkeit«. Für viele ist es aber gar keine Freude, im Schneidersitz zu sitzen, und sie finden darin auch keine Leichtigkeit. Verspannte, schwache Rückenmuskeln und fehlende Beweglichkeit in den Hüften machen es schwer, entspannt aufrecht zu sitzen. Der Rücken wird rund, die Knie befinden sich weit weg vom Boden, es zieht in den Leisten. Um einen angenehmen und freudvollen Sitz zu finden, setze dich auf eine Decke oder einen Klotz. Setze dich so erhöht, dass deine Knie sich in Höhe deiner Hüften befinden.

Runden und strecken

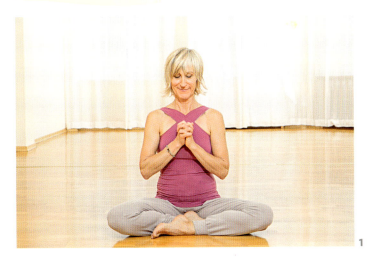

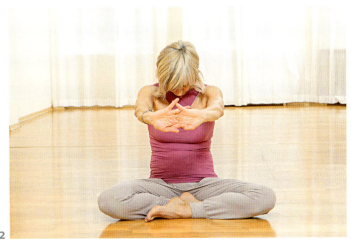

Falte deine Hände (Abb. 1) und drehe die Handflächen nach vorne (Abb. 2). Stelle dir vor, mit deinen Handflächen etwas nach vorne zu schieben, und werde dabei ganz rund. Schmiege deinen Bauch nach innen, ohne dabei hart zu werden. Führe deine Schultern immer weit weg von den Ohren. Nimm die Dehnung wahr im Rücken, im Nacken und zwischen den Schulterblättern.

Achte darauf, dabei nicht hinter deine Sitzknochen zu rollen; bleibe direkt auf ihnen sitzen. Führe ganz kleine Bewegungen aus, lockere, was nach Lockerung schreit.

Richte dich auf, und strecke deine Arme nach oben aus. Falls du in deinen Armen oder Schultern Enge und Härte wahrnimmst, beuge deine Arme mehr an. Drehe die Handflächen so weit es für dich angenehm ist nach oben Richtung Decke.

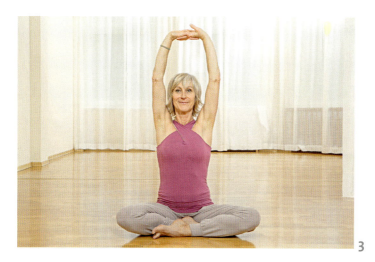

3

Lege deine Handrücken auf der Kopfkrone ab. Hier kannst du wunderbar deine Schultern lockern. Nimm deine unteren Rippen wahr, und beginne sie zu bewegen, lasse sie tanzen. Lockere dich in deinem Brustkorb. Im Brustkorb sind wir häufig sehr unbeweglich, wie verpanzert, besonders wenn wir unsere Arme über dem Kopf ausstrecken.

Strecke die Arme nun wieder nach oben aus. Stelle dir vor, du schiebst mit den Händen etwas hoch zur Decke. Bleibe dabei locker in den unteren Rippen.

Führe deine Hände im Anjali Mudra über die Körpermitte zurück vor dein Herz und spüre nach.

Falte nun deine Hände anders, ungewohnt. Wenn der linke Daumen vorne war, falte die Hände nun so, dass der rechte Daumen vorne ist.

Falls du das noch nie so erlebt hast, dann fühlt es sich oft falsch an. Durch diese einfache Übung erleben wir, wie sich Dinge oft falsch anfühlen, die wir gewöhnlich anders machen. Fließe nun mit den Händen anders gefaltet durch diesen inneren und äußeren Flow.

Flow

Mit dem Einatmen falte die Hände, ausatmend führe die Handflächen nach vorne und runde dich. Einatmend richte dich auf und strecke die Arme nach oben aus. Ausatmend lege die Handflächen auf der Kopfkrone ab, einatmend strecke die Arme wieder aus. Mit dem Ausatmen führe die Hände im Anjali Mudra vor dein Herz.

Seitliches Schwingen

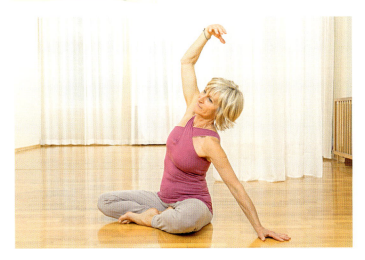

Beginne mit deinem Oberkörper und den Armen seitlich hin und her zu schwingen. Bleibe dabei mit beiden Sitzknochen am Boden. Nimm die Stabilität im Becken und in den Beinen wahr, werde in deinem Oberkörper weicher und geschmeidiger und in deinen Schultern locker. Schmiege deinen Bauch ganz leicht nach innen, sei stabil in der Mitte, ohne dabei hart zu werden. Schwinge mehrmals hin und her.

Seitliche Dehnung mit Rundung

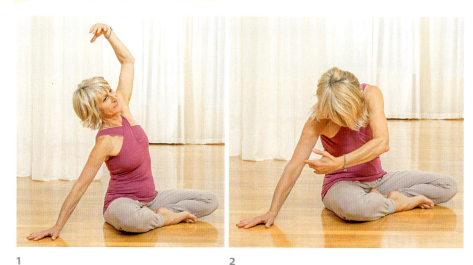

1   2

Schwinge nach rechts in eine seitliche Dehnung und stütze dich mit der rechten Hand am Boden ab (Abb. 1). Senke deinen oberen Arm etwas ab und bewege dich nach rechts in eine geschmeidige Rundung (Abb. 2). Stelle dir vor, du umschlingst mit deinem Arm einen großen Ball. Beginne diese Bewegung aber bewusst von deinem Bauchnabel aus, und lasse deinen Arm ganz locker mitschwingen. Vom Bauchnabel aus drehe dich langsam wieder auf in die seitliche Dehnung.

Wiederhole diese Bewegung etwa 3 bis 6 Mal, und versuche dabei im Oberkörper und dem Arm immer weicher und geschmeidiger zu werden. Führe nach deinen Runden die Hände wieder in Anjali Mudra und spüre nach. Beginne dann diese Bewegung auf der anderen Seite.

Erforsche

Nimm bewusst die seitliche Dehnung wahr, die fächerförmige Öffnung in den seitlichen Rippen. Bewege dich während des Flows langsam immer mehr mit deinem Oberkörper in eine weiche Drehung, öffne und weite dich, und lasse deinen Arm mehr tanzen.

Variante

Wenn du aus der Rundung in die seitliche Dehnung hineinfließt, versuche dich mehr nach hinten aufzudrehen.

Flow

Mit dem Ausatmen fließe in die Rundung und mit dem Einatmen in die Weite und Öffnung.

Drehung mit ausgebreiteten Armen

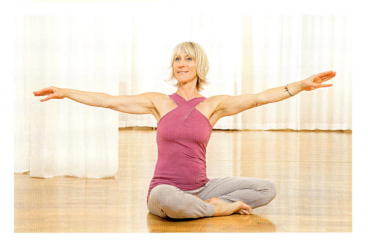

Bewege deine Arme locker seitlich nach oben über deinen Kopf. Wie weit kannst du deine Arme anheben, ohne dabei eng und hart zu werden? Deine Arme bewegen sich nach oben, aber deine Schultern bleiben weit weg von den Ohren. Nimm die Länge in deiner Wirbelsäule wahr. Bewege dich mit dieser Länge in eine Drehung nach rechts. Beginne die Drehung ganz bewusst vom Zentrum. Drehe bewusst nacheinander etwas dein Becken, dann deinen Bauch, Brustkorb, Schultern, Arme und ganz zum Schluss deinen Kopf. Drehe den Kopf nicht zu weit nach hinten, bleibe mit deinem Kinn über dem Brustbein ausgerichtet. Breite deine Arme seitlich aus, parallel zum Boden.

Erforsche
Finde die Entspannung in deinen Armen. Wir werden häufig hart in unseren Armen, wenn wir sie ausstrecken. Werde weich in den Gelenken – in den Handgelenken, Ellenbogen und Schultern. Führe mit deinen Armen leichte Flügelbewegungen aus, um sie danach wieder mehr zu strecken. Achte auf einen kraftvollen, aber entspannten Tonus. Finde eine Wohlspannung.

Drehung mit Rückbeuge

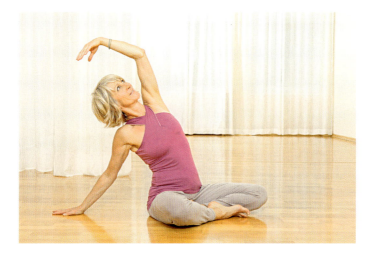

Stütze dich mit der rechten Hand am Boden ab. Gleite in eine angenehme, leichte Rückbeuge. Werde dabei nicht hart in deinen Rückenmuskeln. Sei stabil in deiner Mitte und locker in den Schultern. Bewege deinen Kopf leicht hin und her, und finde die angenehmste Position für einen entspannten und glücklichen Nacken. Komme vom Nabel aus zurück in die Drehung, mit den Armen parallel zum Boden, und richte dich wieder nach vorne aus. Fließe dabei mit deinen Armen seitlich nach oben. Bringe deine Hände in Anjali Mudra vor deinem Herzen zusammen und spüre nach.

Erforsche
Stütze dich mehr auf deinen Fingerspitzen ab, um mehr Weite, Öffnung und Raum zu finden. Führe mit deinen Armen immer wieder ganz feine Flügelbewegungen aus.

Flow
Mit dem Einatmen fließe mit deinen Armen seitlich nach oben. Mit dem Ausatmen fließe in die Drehung hinein. Mit dem Einatmen führe deine Arme entspannt in noch mehr Länge. Mit dem Ausatmen stütze dich auf einer Hand am Boden auf. Mit dem Einatmen fließe in die leichte Rückbeuge, ausatmend gleite wieder in die Drehung. Mit dem Einatmen richte dich wieder nach vorne aus und fließe dabei mit deinen Armen seitlich nach oben über deinen Kopf, ausatmend führe deine Hände im Anjali Mudra wieder vor deinem Herzen zusammen und spüre nach. Übe in dieser Weise auf beiden Seiten.

Unsere Mitte

In der Mitte liegt die Kraft.

Auf körperlicher Ebene gehört zu unserer Mitte nicht nur unser Bauch, sondern auch der Rücken, die Taille und der Beckenboden. Befinden sich die Muskelgruppen in diesen Körperbereichen in kraftvoller und harmonischer Balance, stärken sie unser Mitte, unser Körperzentrum. Sie geben uns Stabilität, sodass wir tief von innen heraus in unseren Bewegungen und im Sitzen, Gehen und Stehen unterstützt werden, und nicht durch unnötige und ermüdende äußere Muskelkraft.

Diese Stabilität bringt uns wie von selbst in eine entspannte, aufrechte Haltung, unser Rücken wird geschützt, und mehr Leichtigkeit in unseren alltäglichen Bewegungen entsteht. Auch in den Asanas können wir durch diese tiefe und entspannte Kraft mit der geringsten Anstrengung die größtmögliche Entspannung zu finden.

Eine tiefe und besondere Bedeutung kommt hier auch unserem Bauch zu, und das nicht nur auf körperlicher Ebene, sondern auch energetisch und emotional. Im östlichen Verständnis ist der Bauch unser Zentrum, die Leibesmitte, das Tor zum Leben, Quelle kosmischer Energie, der Sitz von Energie und Kraft – im Japanischen *Hara*, im Chinesischen *Dantien* genannt. Die Entsprechung im Yoga finden wir im Modell der Chakras. Auf der Höhe des Nabels bzw. im Bereich des Solarplexus liegt das dritte Chakra, das Manipura- oder Nabel-Chakra. Es gilt als das Zentrum der Manifestation, Kreativität und Dynamik, des Willens und der Stärke und ist mit dem Element Feuer verbunden.

Alte östliche Kulturen betrachten den Bauch seit jeher als Zentrum unseres Seins. In der traditionellen japanischen Medizin und in den japanischen Kampfkünsten spielt das *Hara*, das »Zentrum der körperlichen und geistigen Kraft«, zum Beispiel eine wichtige Rolle. Von daher auch der Ausdruck *Hara kiri*: Wer das *Hara* tötet, zerstört das Zentrum, die Quelle des Seins. In Japan wird diese Gegend auch als *Onaka* bezeichnet, »die geehrte Mitte«. Weitere schöne Begriffe aus dem Japanischen in diesem Zusammenhang lauten:

- *Hara gei* = »Bauchkunst«; still harmonieren, sich ohne Worte verstehen
- *Hara ga zuwarte iru* = »der Bauch hat sich gesetzt«; gelassen sein, sich nicht aus der Ruhe bringen lassen
- *Hara ga kirei na hito* = »Mensch mit schönem Bauch«; jemand, dem man vertrauen kann

In der östlichen Tradition ist das *Hara* nicht nur die Quelle der Lebenskraft, sondern auch ein Raum für spirituelle Entwicklung. In unserer Mitte zu ruhen entspricht einer inneren Haltung von Stille, Klarheit und Zentrierung. Wir empfinden mehr Ausgeglichenheit, inneren Frieden und ein tiefes Gefühl der Verbundenheit mit uns selbst, mit anderen und der Welt. Mit unserer Mitte verbunden zu sein bedeutet, im Hier und Jetzt zu sein. Dies gibt uns die Klarheit, aus der Mitte heraus zu leben und zu handeln.

Auch die moderne Wissenschaft hat das alte Wissen nun bestätigt. Experten der Neurogastroenterologie – so nennt man die Forschung rund um die Nervenzellen im Bauch – fanden heraus, dass unser Bauch eine Art zweites Gehirn beherbergt. Mehr als hundert Millionen Nervenzellen umhüllen den Verdauungstrakt und steuern Gefühl und Intuition maßgeblich mit. Der amerikanische Forscher Michael Gershon spricht vom »Bauchhirn«[28] und hat nachgewiesen, dass im Bauch auch psychisch hochaktive Substanzen wie Serotonin, Dopamin sowie Opiate produziert werden. Das Bauchhirn führt sozusagen ein Eigenleben; so führen weitaus mehr Nervenstränge vom Bauch aus zum Gehirn als umgekehrt: 90 Prozent der Verbindungen verlaufen von unten nach oben.

Unser Bauch ist die entscheidende Schaltstelle für Gefühle und Gedanken. Daher treffen wir, wie der Volksmund sagt, eine Entscheidung »aus dem Bauch heraus«, und etwas Unangenehmes »schlägt uns auf den Magen«. Wenn wir verliebt sind, haben wir »Schmetterlinge im Bauch«. In Acht nehmen sollten wir uns vor Entscheidungen aus dem »hohlen« (sprich: leeren) Bauch, oder es gibt sogar Menschen, die uns »ein Loch in den Bauch« reden. Wir kennen alle sehr gut dieses angenehme oder eher mulmige Gefühl, das wir zu einer Sache im Bauch haben. Und wahrscheinlich kennen wir alle auch den einen oder anderen Menschen, der sich für den »Nabel der Welt« hält.

So wie wir lernen, einen Impuls aus unserer Mitte in eine harmonische Bewegung umzusetzen, so lernen wir auch mehr und mehr, unsere Energie im Leben einzusetzen. Welche Richtung unser Leben auch nimmt: Wir wissen, dass eine Bewegung, die aus der Mitte entsteht, aus einer inneren Ruhe und Gelassenheit, harmonisch, gesund und effektiv ist.

In unserer Mitte ruhend, werden wir nicht mehr so durchgeschüttelt von den Ereignissen des Lebens. Wir nehmen am Tanz des Lebens teil und bleiben dabei innerlich losgelöst und leicht. Wir tun uns also viel Gutes, wenn wir unserer Mitte mehr Aufmerksamkeit, Dankbarkeit und Liebe schenken, und wenn wir Freude und Genuss an unserem Bauch und unserer Mitte kultivieren.

In der Mitte liegt die Kraft

In den nun folgenden Asanas und Flows wollen wir in besonderer Weise unsere Körpermitte wahrnehmen und auf eine angenehme und spielerische Weise kräftigen. Zu unserer Mitte gehört nicht nur der Bauch, sondern auch die Taille, der Rücken und der Beckenboden. Befinden sich diese Muskeln in harmonischer Balance zwischen Kraft und Geschmeidigkeit, geben sie uns eine entspannte Stabilität, sodass wir tief von innen heraus unterstützt werden und nicht durch eine ermüdende äußere Muskelkraft.

Wir können uns dadurch entspannt aufrichten, schützen unseren Rücken, und in unseren Asanas und Alltagsbewegungen entsteht mehr Leichtigkeit.

Wir erleben unsere Mitte als Ort, von dem unsere Bewegungen ausgehen, um sie dadurch sicherer und anmutiger auszuführen. Wir erleben unsere Mitte als Quelle einer inneren Stärke und Energie.

Es geht nicht darum, in unserer Körpermitte feste und harte Muskeln zu entwickeln, wie den bekannten Sixpack. Auch können wir das Fett nicht schmelzen lassen, das sich vielleicht mit zunehmendem Alter gebildet hat. Es geht um eine geschmeidige Kraft und darum, eine Kräftigung besonders der tiefliegenden Muskeln zu kultivieren.

Beinkreisen

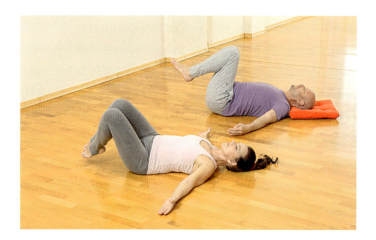

Liege in der Rückenlage, eventuell mit einem Kissen oder einer Decke unter deinem Kopf, und breite deine Arme seitlich aus.

Führe deine Beine angewinkelt zum Oberkörper, und schmiege sie die ganze Zeit leicht aneinander. Beginne nun mit den Beinen zu kreisen. Stelle dir vor, mit den Knien Kreise in die Luft zu malen. Kreise 3 bis 4 Runden in die eine Richtung und 3 bis 4 Runden in die andere Richtung, mal klein, mal größer, mal die Beine dichter am Oberkörper, mal weiter weg. Nimm während dieser Bewegungen deine gesamte Körpermitte wahr. Wie fühlt es sich an in deinem Bauch, in der Taille, im Rücken und im Beckenboden?

Beine auseinanderführen und übereinanderschlagen

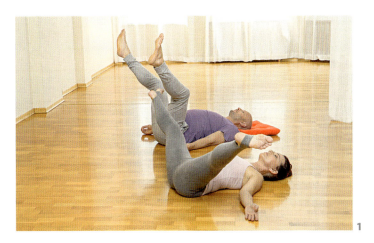

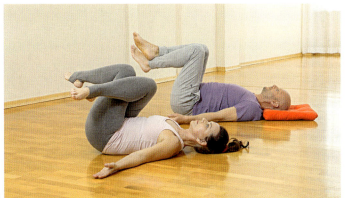

Strecke deine Beine nach oben aus, und finde Entspannung in deinen Beinen. Vielleicht winkelst du deine Beine mehr an, um diese Entspannung finden zu können. Führe deine Beine so weit es für dich angenehm ist auseinander (Abb. 1). Führe sie dann gleich wieder zueinander, schlage sie so weit es angenehm ist übereinander und lasse die Unterschenkel dabei locker hängen (Abb. 2). Es ist ein lockeres Übereinanderschlagen der Beine. Bewege sie wieder auseinander und überkreuze sie danach andersherum.

Erforsche

Führe die übereinandergeschlagenen Beine mehr zum Oberkörper. Dabei hebt sich dein Becken etwas vom Boden ab. Was verändert sich dadurch?

Flow

Mit dem Einatmen bewege die Beine auseinander. Mit dem Ausatmen schlage die Beine übereinander.

Bauchdrehung (Jathara Parivartanasana)

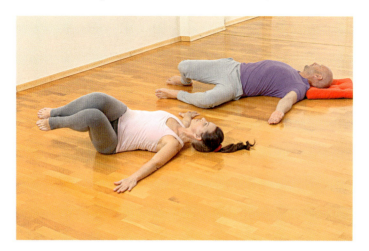

Einfach

Stelle deine Beine angewinkelt hüftbreit auseinander auf, und lasse sie nach links in den Boden sinken. Nimm deinen Bauchnabel wahr, und schmiege ihn leicht nach innen Richtung Wirbelsäule. Nimm wahr, wie sich dabei dein Steißbein etwas nach unten Richtung Füße bewegt und dein Schambein ganz leicht mehr zum Bauchnabel. Es ist eine kleine, feine Bewegung, durch die du mehr Stabilität in deiner Körpermitte bekommst. Vom Bauchnabel, also vom Zentrum aus, bewege deine Beine wieder in die Ausgangsposition und lege sie auf der anderen Seite am Boden ab. Mit der gleichen Bewusstheit bewege deine Beine wieder zurück.

Herausfordernder

Bringe deine Beine angewinkelt zum Oberkörper, und schmiege sie die ganze Zeit leicht aneinander. Probiere achtsam aus, wie weit du deine Beine zu einer Seite Richtung Boden bewegen kannst, ohne dabei mit der gegenüberliegenden Schulter vom Boden abzuheben. Falls du sie weit absenken kannst, stoppe kurz vor dem Boden, lege sie nicht am Boden ab. In dieser Variante ist es noch wichtiger, dass du die Beine wieder vom Zentrum aus, vom Bauchnabel aus, zurückbewegst.

Erforsche

Probiere diesen Atemrhythmus aus und beobachte, was geschieht:
1. Mit dem Ausatmen Beine absenken und mit dem Einatmen wieder zurück.
2. Mit dem Einatmen Beine absenken, ausatmend und einatmend verweilen und mit dem nächsten Ausatmen wieder zurück.

Bauchdrehung mit tanzenden Beinen

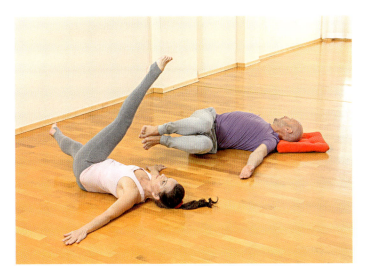

Führe beide Beine wieder zur Seite, strecke so weit es für dich angenehm ist das obere Bein zur Seite aus und das untere mehr nach unten. Beuge wieder die Beine an, und wechsele zur anderen Seite.

Vielleicht kannst du auch deine Beine ohne sie wieder anzuwinkeln weit auseinander zur anderen Seite bewegen. Spiele damit und lasse mehr einen Beintanz entstehen. Verliere dabei aber nicht die Stabilität in deiner Mitte.

Liegendes seitliches Brett

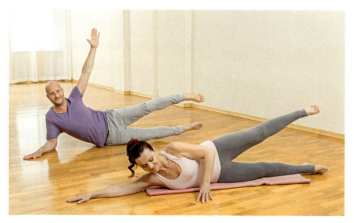

Komme in die Rückenlage und führe deine Beine angewinkelt zum Oberkörper. In einer Bewegung rolle nach rechts in die Seitlage mit deinem unteren Arm am Boden. Die Beine sind ausgestreckt. Richte dich mit dem Oberkörper auf, stütze dich auf dem unteren Arm ab und mit dem oberen Arm vor deinem Körper. Finde bereits während du dich in diese Seitlage hineinbewegst die Stabilität in deiner Mitte. Achte darauf, eine gerade Linie zu bilden mit Kopf, Oberkörper und Beinen. Stelle dir vor, dich zwischen zwei japanischen Papierwänden auszustrecken.

Komme so 3 bis 6 Mal im Wechsel von Seite zu Seite in dieses Asana.

Erforsche

Richte dich mit deinem Oberkörper höher auf, und stütze dich auf deinem Unterarm oder sogar auf deiner Hand ab. Strecke deinen oberen Arm nun nach oben aus, und hebe das obere Bein auch mehr an.

Sphinx (Salamba Bhujangasana)

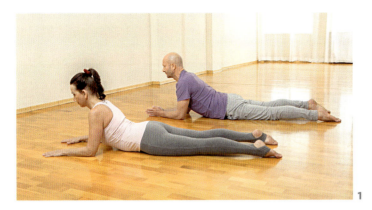

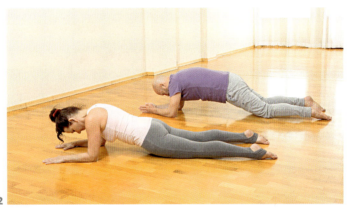

Rolle in die Bauchlage. Atme in deinen Bauch, und fühle die Verbindung deiner Körpervorderseite zum Boden. Richte dich mit deinem Oberkörper auf, und lege deine Unterarme am Boden auf, mit den Handflächen am Boden (Abb. 1). Richte deine Schultern direkt über den Ellenbogen und die Handgelenke in Linie der Ellenbogen aus. Habe das Gefühl, dein Oberkörper wird von den Armen getragen, während sich deine Beine in die entgegengesetzte Richtung verlängern. Finde eine angenehme Länge und Weite in deinem Rücken.

Von deinem Bauchnabel aus bewege dich in eine Rundung (Abb. 2). Schmiege dabei deinen Bauch leicht nach innen, ohne dabei hart zu werden. Werde rund wie bei einem Katzenbuckel. Bewege dich wieder zurück in die Sphinx.

Variante

Wenn dir der nach oben gerichtete Hund vertraut ist, kannst du auch aus diesem Asana in eine Rundung fließen. Stelle dir dabei vor, du möchtest dich in den nach unten gerichteten Hund hineinbewegen. Schmiege dabei deinen Bauch nach innen, komme aber wieder zurück in den nach oben gerichteten Hund. Fließe im gleichen Atemfluss wie im Sphinx-Flow.

Erforsche

Statt die Handgelenke in Linie der Ellenbogen auszurichten, führe die Handflächen zueinander, und schmiege sie ineinander wie im Anjali Mudra.

Flow

Mit dem Ausatmen fließe in die Rundung. Mit dem Einatmen wieder zurück in die Sphinx

Tanzende Sphinx

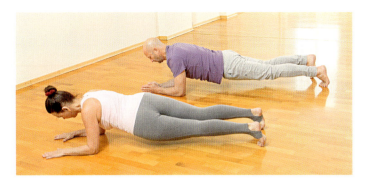

Stelle in der Sphinx deine Füße auf, hebe die Knie vom Boden ab, und strecke kraftvoll deine Beine aus. Beginne nun dein Becken zu bewegen, lasse es kreisen und leicht hin und her schwingen. Probiere aus, wie du dein Becken hier bewegen kannst und was sich gut anfühlt.

Variante

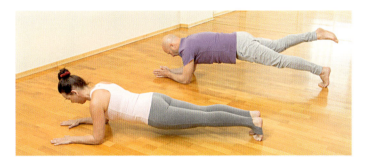

Hebe in der Sphinx auch mal ein Bein an, verweile kurz hier oder beginne wieder einen Sphinx-Tanz.

Erforsche
Finde immer wieder deine Stabilität in der Körpermitte, und initiiere mehr die Bewegungen von deinem Bauchnabel aus. Falls du eine Pause brauchst, ruhe dich in der Sphinx aus, und beginne wieder deinen Sphinx-Tanz. Führe etwa 3 bis 4 Runden aus.

Rückenlage

Rolle in die Rückenlage, mit deinen Beinen ausgestreckt oder angewinkelt aufgestellt. Lege deine Hände auf deinen Bauch. Atme tief in deinen Bauch hinein. Dein Bauch ist ganz weich. Hat sich da etwas verändert? Ein anderes Gefühl, eine andere Energie oder Bewusstsein?

Schönheit

Schön ist eigentlich alles, was man mit Liebe betrachtet.
Je mehr jemand die Welt liebt, desto schöner wird er sie finden.
Christian Morgenstern

Wenn wir uns im Gleichgewicht befinden, unser Körper, unser Geist und unsere Seele in innerer Harmonie und Zufriedenheit sind, zeigt sich das auch in unserem Aussehen. Dann geht ein Strahlen von uns aus, eine Frische, eine innere Schönheit.

Vor vielen Jahren lernte ich in Kalifornien eine Frau kennen, Mitte 30, Surferin, die sehr viel Zeit in der kalifornischen Sonne verbrachte. Sie hatte bereits ungewöhnlich viele Falten und sah so schön und interessant aus, dass mich ihre Falten überhaupt nicht störten, ich sie sogar ganz im Gegenteil als äußerst attraktiv empfand. Ich war damals Mitte 20 und nahm zum ersten Mal bewusst wahr, dass Falten auch bei jüngeren Menschen nichts Unschönes sind. Und ich nahm bewusst war, dass eine positive Ausstrahlung und Energie, die von einem Menschen ausgehen, viel stärker, interessanter und schöner sind.

In unserer Kultur werden Falten leider negativ bewertet, besonders bei Frauen; ein Mann gewinnt hingegen mit seinen Falten eher noch an Attraktivität.
Reife Gesichter mit ihren Falten können eine ganz besondere Ausstrahlung und Schönheit haben. Sie sind Zeichen eines gelebten Lebens, von Lebenserfahrung, Charakter und Persönlichkeit.
Schönheit geht auch nicht nur von unserem Gesicht aus, sondern von uns als Ganzheit, von unserer Haltung, unseren Bewegungen, unserer Energie, von unserem gesamten Sein und unserer Persönlichkeit. Schönheit entsteht durch Anmut, Eleganz und Leichtigkeit, und besonders im Alter strahlt sie Freude, innere Ruhe bis hin zu Reife und Weisheit aus.

Anmut ist eine bewegliche Schönheit.
aus: »Über Anmut und Würde« von Friedrich Schiller

Menschen strahlen Schönheit aus, wenn sie im Frieden mit sich und ihrer Umgebung leben. Oft bleibt diese Schönheit jedoch vielen Augen verborgen, weil das von den Medien propagierte, und vielleicht auch von uns übernommene, Bild von Schönheit viel »lauter« ist.

Wir sollten uns davon nicht unter Druck setzen lassen, sondern eher die Veränderungen unseres Körpers und unsere Falten liebevoll annehmen, uns mit viel Freude und Genuss Gutes tun und dabei auch immer wieder unsere Seele streicheln. Denn wenn wir mit uns und den Veränderungen des Älterwerdens im Reinen sind, ist das ein wunderbares Gefühl. Und wir strahlen genau dadurch Schönheit aus.

Ich werde niemals vergessen, wie meine Mama einmal völlig fassungslos in den Spiegel schaute, ihr vom Krebs gezeichnetes Gesicht betrachtete und sagte: »Ich war einmal eine so schöne Frau.« Es hat mich so tief berührt. Sie war trotz der Zeichen ihrer Krankheit oft so schön, so anmutig, elegant und voller Würde, sogar noch als sie im Sterben lag.

Yoga in seiner Tiefe kann uns unterstützen, anmutig älter und alt zu werden. Unser Üben der Asanas, besonders in einer fließenden und beseelten Form, kultiviert anmutige und geschmeidige Bewegungen und ein positives Körpergefühl. Es lockert uns, lässt Verspannungen schmelzen, bringt Wohlgefühl, ob nun mit oder ohne Falten, und dies trägt viel zu unserer Schönheit bei.

Die Weisheiten des Yoga weisen uns auf einen tieferen Sinn des Lebens hin, und sie helfen uns, von den äußeren Bildern und Meinungen über das Alter und das Leben unabhängiger zu werden. Ist es für meinen Partner, meine Familie, meine echten Freunde wirklich so wichtig, dass ich so lange wie möglich jung und faltenlos bin?

Möge die innere Schönheit lange leuchten, die äußere lang erhalten bleiben,
und selbst im Augenblick des Todes nicht verlöschen.
Advaita Maria Bach

Geschmeidige Katze, glücklicher Hund

Besonders im Vierfüßler und im nach unten gerichteten Hund können wir ganz bewusst mehr Geschmeidigkeit in unseren Bewegungen kultivieren. Wenn wir zu lange in einer statischen Position verweilen, besteht die Gefahr, dass wir uns verspannen und in unseren Muskeln hart werden. Ein zu langes statisches Verweilen wirkt sich auch eher negativ auf unsere Stoffwechselsituation aus, auf unsere Durchblutung, den Flüssigkeitsaustausch, auf unseren gesamten inneren Flow.

Wir bestehen zum größten Teil aus Flüssigkeit. Der Körper von Säuglingen besteht etwa zu 80 Prozent, der von Erwachsenen etwa zu 60 bis 70 Prozent aus Wasser, und Flüssigkeit möchte bewegt werden. Ein lebendiger Körper ist ständig in Bewegung und wird fortwährend durchströmt, in einem permanenten inneren Flow. Und unser Körper braucht und liebt die Bewegung, besonders wenn sie geschmeidig, genussvoll und mit Freude ausgeführt wird.

Die US-amerikanische Begründerin des Rolfing, Ida Rolf, sagte dazu: *»It's about movement, not about posture«* – »Es geht um Bewegung, nicht um Haltung.«

Tipp

Vor dem Vierfüßler, dem nach unten gerichteten Hund und allen Asanas, bei dem Gewicht auf deinen Händen ruht, wärme deine Handgelenke gut auf, mobilisiere sie. Auch im Vierfüßler oder im Hund kannst du immer mal eine Hand anheben, sie kreisen lassen und die Finger bewegen, falls du Spannungen in den Handgelenken wahrnimmst.

Geschmeidige Katze

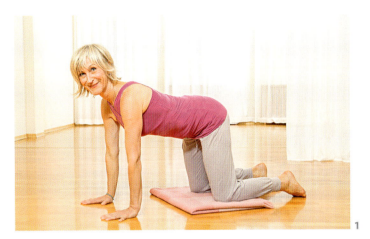

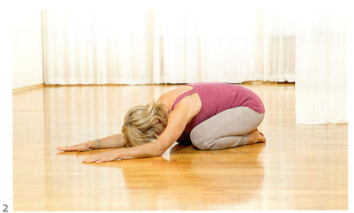

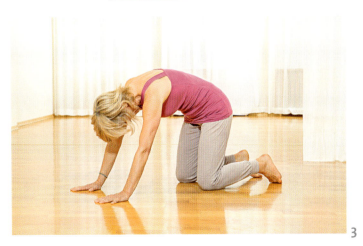

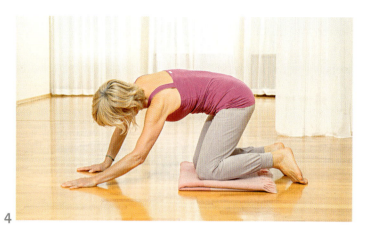

4

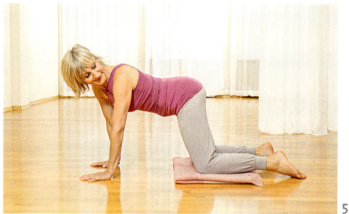

5

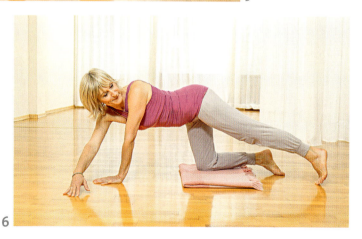

6

Komme in den Vierfüßler (Abb. 1) und beginne dich in vielfältiger, spielerischer Weise zu bewegen. Bewege dich vom Vierfüßler in die Kinderposition (Abb. 2) und wieder zurück. Fließe vom Kind in den Vierfüßler und in einer Rundung, wie in der Katze (Abb. 3), wieder zurück in das Kind. Schwinge mit deinem Körper (Abb. 4). Lasse dein

Becken tanzen. Stelle dir einen langen buschigen Schweif vor, der von deinem Steißbein vergnügt hin und her wedelt. Schaue mal seitlich nach hinten (Abb. 5). Probiere einfach aus, welche Bewegungen sich gut anfühlen (Abb. 6). Hebe einmal beide Knie vom Boden ab. Spiele auch mal mit wellenartigen Bewegungen, mal vom Bauch aus, mal vom Rücken ausgehend. Bewege dich mal langsam und fein, mal schneller, dynamischer, wilder. So viele Möglichkeiten …

Glücklicher Hund

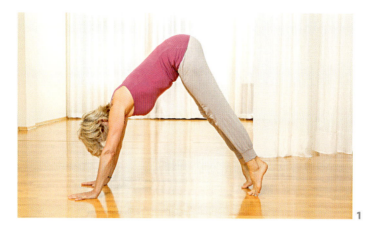

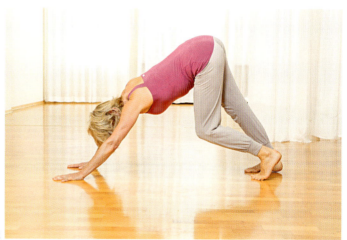

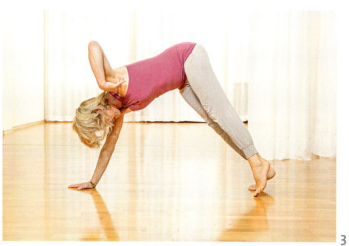

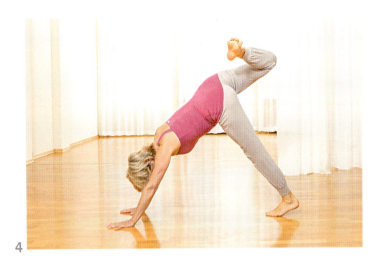

4

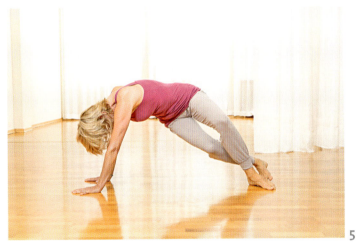

5

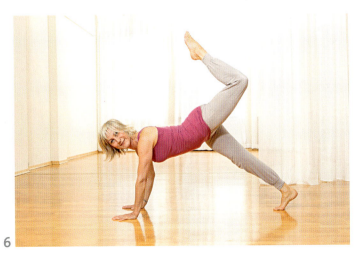

6

Beginne im Hund zu laufen und langsam auf deinen Fußsohlen abzurollen (Abb. 1 und 2). Schüttele deinen Kopf locker hin und her, laufe auch mal auf deinen Händen (Abb. 3). Werde zum Hund, der sich genussvoll dehnt, rekelt und streckt (Abb. 4). Hüpfe mit den Füßen, lande dabei aber ganz sanft.

Fließe in das Brett und wieder zurück in den Hund. Laufe mit deinen Füßen auch mal von Seite zu Seite hin und her (Abb. 5). Probiere auch hier einmal wellenartige Bewegungen auszuführen. Stelle dir auch im Hund einen langen buschigen Schweif vor, der immer wieder mal vergnügt hin und her wedelt. Sei spielerisch und probiere verschiedene Bewegungen aus (Abb. 6). Was fühlt sich gut an?

Achtsamkeit

Wenn wir wirklich lebendig sind, ist alles, was wir tun oder spüren, ein Wunder. Achtsamkeit zu üben bedeutet, zum Leben im gegenwärtigen Augenblick zurückzukehren.
Thich Nhat Hanh

Achtsamkeit ist eine Qualität der besonderen Aufmerksamkeit. Es ist ein Bewusstseinszustand, der uns erlaubt, jede unserer inneren und äußeren Erfahrungen im gegenwärtigen Moment wahrzunehmen und zuzulassen. Ganz allgemein können wir Achtsamkeit als die Kunst, bewusst zu leben, bezeichnen.

Wir sind so daran gewöhnt, uns im Fluss unserer Gedanken und Gefühle halb bewusst oder sogar ganz unbewusst treiben zu lassen. Meist befinden wir uns mit unseren Gedanken in der Vergangenheit oder in der Zukunft, sind nicht hier in diesem Moment, in dem Augenblick, in dem sich unser Leben abspielt.

Achtsamkeit bedeutet, mit all unseren Sinnen die Blüte des Augenblickes wahrzunehmen. Es ist ein aufmerksames Beobachten, frei von Motiven oder Wünschen. Es ist ein bewusstes Annehmen von allem, was wir wahrnehmen, ohne es zu bewerten oder zu verurteilen. Die Grundhaltung der Achtsamkeit ist sanft, wohlwollend und nährend.

Sie hat die Qualität eines zarten Schmetterlings, der auf einer Blume ruht, davonflattert und immer wieder ganz sanft auf dieser Blume landet.

Durch Achtsamkeit kultivieren wir mehr unser Sein statt das Tun und kommen dadurch mehr in unmittelbaren Kontakt mit unserem Leben. Wenn wir achtsam sind, sind wir innerlich anwesend und schaffen Raum in uns, um wahrzunehmen, was sich uns zeigen will. Wenn wir Achtsamkeit üben, lernen wir, uns zu sammeln und innerlich mehr zur Ruhe zu kommen. Bereits wenige dieser achtsamen Momente, die wir uns täglich schenken, können unsere Lebensqualität erhöhen.

Es wäre allerdings ein großes Missverständnis, wenn wir glaubten, durch mehr Achtsamkeit nur noch fröhlich durch das Leben zu gehen und keinen Stress mehr zu haben. Achtsamkeit bedeutet auch, jeden Moment anzunehmen, so wie er ist, egal, ob angenehm oder unangenehm. Durch ein achtsames Leben bekommen wir die Möglichkeit, schneller wieder zurück zu unserer Mitte zu finden, wenn wir aus dem Gleichgewicht geraten sind, und es fällt uns leichter, nicht im Auf und Ab des Lebens hängen zu bleiben.

Wenn wir Gefühle wie Angst, Schmerz oder Wut wahrnehmen, dann erkennen und akzeptieren wir sie und versuchen, mit ihnen Freundschaft zu schließen. Indem wir unsere Gefühle nicht unterdrücken oder verdrängen, sondern sie als eine Form von Energie erspüren können, verlieren sie immer mehr an Macht über uns.

Mr. Ramesh beschreibt es humorvoll in einem Video: »*If you feel fear, jump in. Because, if you want to get out, you first have to get in. Very basic!*« – »Wenn du Angst spürst, springe in sie hinein. Wenn du aus etwas wieder herauskommen möchtest, musst du erst hineingehen. Ganz einfach!«

> *Wir wissen aus verschiedenen Studien, dass Achtsamkeit eine Verbesserung des psychischen Wohlbefindens bewirkt. Es hilft, Stress abzubauen, und steigert die erlebte Lebensqualität. Ganz spannend in diesem Zusammenhang ist eine vor Kurzem veröffentlichte Studie. Sie zeigt, dass Tagträumen, also ein sich Wegträumen von dort, wo man gerade ist, Menschen unglücklicher macht. Im Umkehrschluss heißt dies, je mehr man bei dem ist, was man gerade tut, desto zufriedener und glücklicher ist man. Und zwar unabhängig davon, ob man was Schönes oder nicht so Schönes erlebt.*
> Britta Hölzel[29]

Dr. Britta Hölzel ist Diplom-Psychologin, MBSR[30]- und Yogalehrerin. Als Wissenschaftlerin leitet sie Forschungsprojekte, in denen neuronale Mechanismen der Achtsamkeitsmeditation mithilfe der Magnetresonanztomographie untersucht werden. Sie hat dazu an der Harvard Medical School in Boston, USA, am Bender Institute of Neuroimaging der Universität Gießen und an der Charité in Berlin geforscht.

Achtsamkeit ist eine Haltung, die allen Meditationen zugrunde liegt. Keine Meditation kommt ohne Achtsamkeit aus, jedoch können wir auch ohne zu meditieren achtsam sein. Auch in unserem Alltag können wir ganz bewusst immer wieder Achtsamkeit kultivieren, ohne Hilfsmittel, zu jeder Zeit und an jedem Ort. Jede Handlung können wir mit voller Achtsamkeit bewusst ausführen, und uns dabei fragen: Was mache ich gerade? Wie mache ich es? Wie fühlt es sich an?

In den Asanas und Flows, im Wahrnehmen unseres Atems während des Übens und in der Meditation wollen wir Achtsamkeit kultivieren. Erst durch diese Achtsamkeit bekommt unser Üben eine ganzheitliche Tiefe und innere Verbundenheit. Wir nehmen unseren Körper in den unterschiedlichsten Positionen wahr und lernen ihn immer besser kennen. So lernen wir, die Sprache unseres Körpers wieder zu verstehen, und hören die Signale, die er uns laufend gibt.

Seitlich dehnen und strecken

Seitliche Dehnungen sind in unseren alltäglichen Bewegungen kaum vorhanden. Doch haben sie viele positive Wirkungen, wie mehr Beweglichkeit für unsere Wirbelsäule und unsere Schultern und Hüften. Auch unser Atem freut sich sehr über diese seitlichen Dehnungen. Durch die Dehnung der Zwischenrippenmuskeln und die verbesserte Beweglichkeit des Brustkorbes kann unser Atem tiefer und voller fließen.

Seitlich dehnen, runden und öffnen

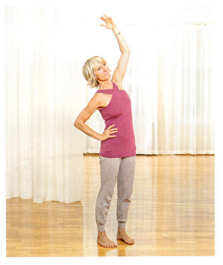 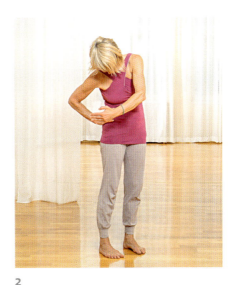

1 2

Stehe entspannt aufrecht im Berg, und führe deine Arme locker seitlich nach oben. Strecke dich genussvoll, ohne dabei die Schultern zu den Ohren anzuheben. Dehne dich seitlich nach rechts und stütze dich dabei mit der rechten Hand am Beckenrand ab (Abb. 1). Vielleicht ist es auch angenehm, den rechten Arm zu strecken und die Hand am Oberschenkel aufzulegen.

Schmiege deinen Bauch leicht nach innen, und achte darauf, dass dein Körper in einer Linie seitlich ausgerichtet ist. Stelle dir vor, du dehnst dich zwischen zwei japanischen Papierwänden.

Beuge beide Beine an (bitte mehr als im Foto gezeigt), und bewege dich mit deinem Oberkörper nach rechts in eine Rundung hinein (Abb. 2). Dein rechter Arm folgt dabei ganz weich in einem großen Bogen. Stelle dir vor, mit deinem Oberkörper und dem Arm einen großen Ball zu umarmen. Fließe wieder zurück in die seitliche Dehnung. Fließe 3 Runden, bevor du dich wieder aufrichtest.

Erforsche

Beginne die Bewegung vom Bauchnabel, nicht mit deinem Arm. Probiere dann auch einmal aus, die Bewegung bewusst mit deinem Arm und dann bewusst vom Bauchnabel aus zu initiieren. Kannst du einen Unterschied wahrnehmen?

Wenn du in die Rundung fließt, stelle dir vor, Energie fließt zum Nabel, und wenn du dich wieder aufdrehst, stelle dir vor, vom Bauchnabel strahlt nun die Energie sternförmig in alle Richtungen aus.

Flow in die seitliche Dehnung

Mit dem Ausatmen fließe in die seitliche Dehnung, mit dem Einatmen komme zurück in den Berg.

Flow während des Rundens und Aufdrehens

Mit dem Ausatmen fließe in die Rundung, mit dem Einatmen drehe dich wieder auf

Aufgehender Mond (Anjaneyasana)

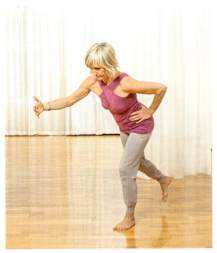 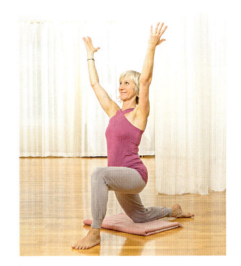

1   2

Führe mit deinem rechten Bein einen großen Schritt nach hinten aus (Abb. 1), und lege dein hinteres Knie am Boden auf (Abb. 2). Achte darauf, dein vorderes Knie genau über dem Fußgelenk auszurichten. Fließe mit deinen Armen seitlich nach oben.

Erforsche

Falls du zu viel Druck auf deinem hinteren Knie wahrnimmst, schmiege bewusst deinen vorderen Fuß und deinen hinteren Fußrücken mehr in den Boden hinein. So kannst du auch zwischendurch einmal dein hinteres Knie kurz vom Boden abheben.

Seitliches Dehnen im aufgehenden Mond

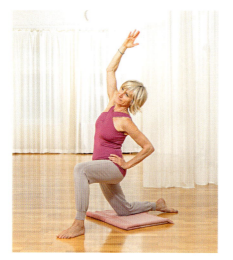
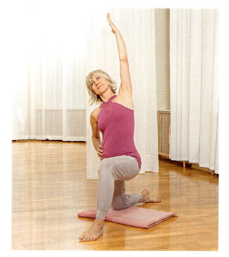

1 2

Lege deine linke Hand am Beckenrand auf, und bewege dich nach links in eine seitliche Dehnung (Abb. 1). Achte auf die Stabilität in deiner Mitte. Stelle dir vor, du dehnst dich wieder zwischen zwei japanischen Papierwänden. Führe die Schulter des Arms, der sich seitlich streckt, immer weit weg vom Ohr.

Komme von deiner Mitte ausgehend wieder zurück in den aufgehenden Mond. Finde durch kleine Bewegungen wieder mehr Länge, strecke dich genussvoll und bewege dich nun nach rechts in eine seitliche Dehnung (Abb. 2). Stütze dich dabei mit deiner rechten Hand am Beckenrand ab.

Erforsche

Statt dich mit der Hand am Becken abzustützen, strecke deinen Arm nach unten aus, und stelle dir vor, du möchtest mit den Fingerspitzen den Boden berühren. Vielleicht geht das ja auch?

Flow

Mit dem Ausatmen fließe in die seitliche Dehnung, mit dem Einatmen komme wieder zurück. Rekele und strecke dich, um mit dieser Länge in die seitliche Dehnung nun zur anderen Seite zu fließen.

Tiefer Ausfallschritt (Anjaneyasana Variante)

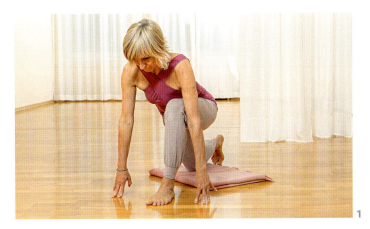

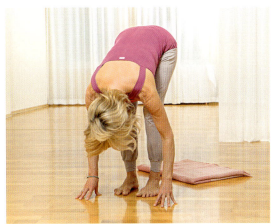

Führe deine Hände zum Boden neben deinem vorderen Fuß (Abb. 1). Mache mit deinem nach hinten ausgestreckten Bein einen Schritt nach vorne, und komme in die stehende Vorbeuge (Abb. 2). Beuge deine Beine so weit an, dass du Länge in deinem Oberkörper finden kannst. Gebe einen kleinen Impuls in den Boden, indem du deine Beine noch etwas mehr anbeugst, und richte dich dann mit langem Rücken und den Armen seitlich ausgestreckt auf in den Berg. Führe deine Hände in Anjali Mudra und spüre nach (ohne Abb.).

Erforsche

Stelle dir diesen Impuls wie die Energie eines Flummis, eines springenden Balles, vor. Die Energie fließt in den Boden, und darauf folgt ein Zurückprallen vom Boden. Spiele mit diesem Impuls und diesem Bild.

Fließe wieder durch diesen Flow. Beginne nun die seitliche Dehnung aber nach links, und führe nach dem seitlichen Dehnen und Runden dein linkes Bein nach hinten.

Vertrauen

Man kann meist viel mehr tun, als man sich gemeinhin zutraut.
Aenne Burda

Vertrauen ist ein wichtiger Aspekt im Leben. Wenn wir an nichts glauben, kein Vertrauen in uns, andere Menschen oder das Leben haben, sind wir viel schneller erschüttert, wenn das Leben uns herausfordert. Vertrauen ist eine große Kraft, jenseits von Ego und Vernunft. Es ist dieses tiefe Vertrauen, das uns ermöglicht, nicht den Mut oder die Geduld zu verlieren und weiterzugehen auf unserem Lebensweg und auf dem Weg unseres Yoga.

Der Weg des Yoga unterstützt uns dabei, Vertrauen zu entwickeln. Yoga kann übersetzt werden mit »Einheit, Harmonie, Verbindung«. Wenn wir Einheit, Harmonie und Verbindung erleben, haben wir auch mehr Vertrauen. Und mehr Vertrauen zu haben bedeutet, dass wir auch bereit sind, uns auf alle Veränderungen und auf Wandel einzulassen. Vertrauen ist eine Grundlage für Offenheit, Entspannung und ein gutes Selbstwertgefühl, auch und gerade mit Falten, grauen Haaren und hängenden Lidern. Wir können uns somit mehr dem Fluss des Älterwerdens lächelnd anvertrauen.

Wir sollten uns aber auch immer wieder daran erinnern, dass es ein Weg ist, der Zeit braucht, viel Übung, Mut und Geduld.

Vertrauen ist eine Oase des Herzens, die von der
Karawane des Denkens nie erreicht wird.
Khalil Gibran

Auf Sanskrit heißt Vertrauen *Shraddha*. *Shraddha* ist eine der Grundlehren des Yoga. Es ist ein tiefes inneres Grundvertrauen damit gemeint. *Shraddha* wird auch mit »Glaube« übersetzt, doch dabei geht es nicht um blindes Vertrauen oder blinden Glauben.

Ganz generell – auch im Yoga – ist es wichtig, Dinge zu hinterfragen und auch sich selbst immer wieder einmal infrage zu stellen. Es beweist ein gesundes Selbstvertrauen und Selbstwertgefühl, wenn man auch über sich selbst lachen kann und sich Fehler eingesteht, sogenanntes Scheitern annimmt und akzeptiert.

Wir können auch Vertrauen entwickeln, indem wir Dinge auch immer mal von einer anderen Seite betrachten. Durch eine andere Sichtweise kann mehr

Abstand entstehen, und wir identifizieren uns nicht mehr so sehr mit unseren Gefühlen und Gedanken. So können sich selbst die größten Dramen leichter auflösen.

Yoga zeigt uns Wege, wie wir *Shraddha* kultivieren können, sodass wir voller Vertrauen unseren Weg in das Alter gehen – voller Vertrauen zu uns selbst und in die eigenen Möglichkeiten.

Kraftvoll geerdet

Berg (Tadasana)

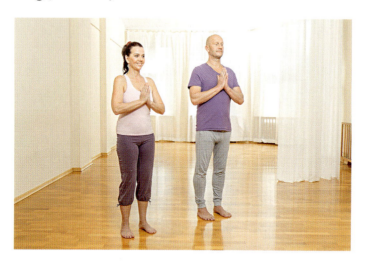

Stehe mit deinen Füßen hüftbreit auseinander. Schwinge leicht auf deinen Füßen hin und her, und nimm dabei ganz bewusst den Boden wahr. Spüre die Festigkeit und Stabilität des Bodens. Stehe nun ruhig und nimm wahr, wie das Gewicht auf deinen Füßen verteilt ist. Stehst du mehr vorne auf deinen Ballen? Oder mehr auf deinen Fersen, mehr auf der Außenkante oder der Innenkante?

Hebe deine Zehen vom Boden ab und spreize sie weit auseinander. Kannst du deine Zehen weit auseinanderfächern? Auch unsere Zehen brauchen mehr Beweglichkeit bei einem Leben vorwiegend in Schuhen, die häufig auch noch zu eng sind. Lege die Zehen wieder entspannt am Boden ab. Schmiege ganz bewusst die Großzehenballen und die Außenkanten der Fersen in den Boden, und beobachte, was dabei geschieht. Was verändert sich dabei in deinem Körper, in deinem Stand? Wechsele so mehrmals hin und her zwischen deinem gewohnten Stehen und dieser neuen Ausrichtung.

Gestreckter Berg (Urdhva Hastasana)

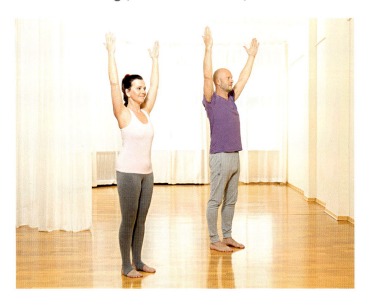

Drehe deine Handflächen nach vorne, und während du deine Arme seitlich nach oben über deinen Kopf führst, stelle dir vor, mit den Handflächen die Luft nach oben zu schieben. Finde Weite, Öffnung und Raum im Schulter- und Nackenbereich. Fließe von deiner Taille aus über die Innenseite deiner Arme und über die Fingerspitzen hoch in Richtung Himmel.

Berg mit angewinkeltem und gestrecktem Bein
(stehendes Apanasana Variante)

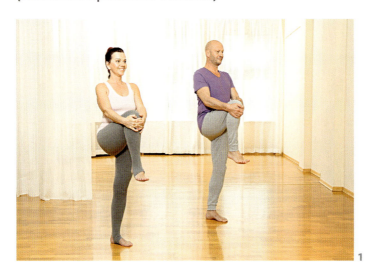

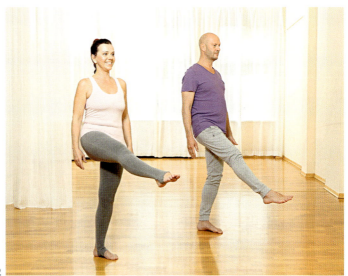

Senke deine Arme mit den Händen im Anjali Mudra über deine Körpermitte ab, hebe dabei dein rechtes Bein gebeugt an und greife mit den Händen um das rechte Knie (Abb. 1). Finde die Stabilität über deinen Standfuß. Stelle dir vor, du verwurzelst dich über diesen Fuß fest in der Erde.

Strecke dann das rechte Bein aus (Abb. 2). Wie weit kannst du es anheben? Falls dir die Kraft fehlt, es hoch anzuheben, senke das Bein mehr ab, aber bleibe gestreckt im Bein. Lehne dich dabei nicht nach hinten, und lasse deine Arme locker hängen.

Häufig spannen wir hier in unseren Armen an, besonders wenn uns die Kraft fehlt und wir unser Bein zu hoch anheben wollen.

Beginne das Bein anzuwinkeln und wieder zu strecken. Genieße die Kraft, und finde die Leichtigkeit in dieser Kraft. Fließe so 3 bis 6 Runden.

Erforsche

Stelle dir vor, über den Standfuß Energie in den Boden fließen zu lassen und gleichzeitig kraftvoll Energie vom Boden »aufzusaugen« – Energie in die Erde und weg von der Erde. Dadurch finden wir mehr Raum in der Hüfte des Standbeines. Sacke niemals in die Hüfte des Standbeins hinein. Stelle dir vor, mit deiner Kopfkrone hoch zur Decke / Richtung Himmel zu fließen. Du kannst dir auch eine Schnur vorstellen, die dich sanft nach oben zieht. Oder du stellst dir vor, einen Gegenstand auf deinem Kopf zu balancieren, den du die ganze Zeit sanft nach oben schiebst.

Fühle dich fest verwurzelt in der Erde und gleichzeitig hoch in den Himmel wachsend.

Hoher Ausfallschritt (Alanasana)

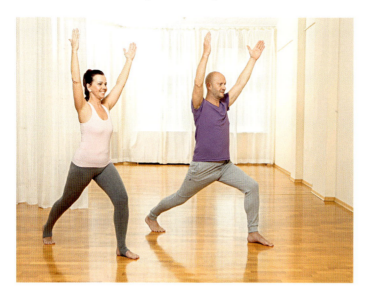

Mache mit deinem rechten Bein einen großen Schritt nach hinten, und komme in den hohen Ausfallschritt. Stelle deinen hinteren Fuß genau nach vorne gerichtet mit dem Fußballen am Boden auf. Stelle dir vor, du verankerst dich mit deinem hinteren Bein im Boden. Fühle, wie von deiner hinteren Ferse aus in deiner Wirbelsäule eine ganz leichte Rückbeuge entstanden ist.

Bewege deine Arme seitlich nach oben. Achte auf Weite im Schulterbereich. Falls du Enge wahrnimmst, führe deine Arme nicht so weit nach oben oder breite sie mehr seitlich nach oben aus.

Erforsche
Wenn du das Bein nach hinten führst, nimm diese kleine Herausforderung in Bezug auf dein Gleichgewicht wahr. In diesem Übergang tanze mit dem Gleichgewicht. Spiele mit Bewegungen deiner Arme und des Beines.

Wippen

Beginne, deine hintere Ferse mehr zum Boden zu führen und wieder wegzubewegen, beginne zu wippen. Es ist eine kleine, ganz weiche und geschmeidige Bewegung wie bei einer Katze. Bewege dabei deine Arme ganz leicht mit, wie Blätter im Wind oder leichte Flügelbewegungen. Führe diese Bewegung mehrmals aus.

Umarmen – Öffnen

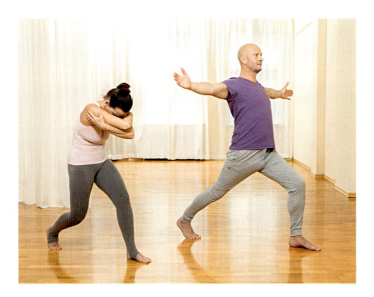

Breite deine Arme seitlich aus. Beuge dein hinteres Bein leicht an, und führe deine Arme nach vorne, überkreuze sie und umarme dich. Werde ganz rund im Oberkörper. Bleibe dabei aufgerichtet, komme mit deinem Oberkörper nicht in eine Vorbeuge. Strecke das hintere Bein wieder aus und breite die Arme wieder seitlich aus. Finde die Stabilität in deinen Beinen und die Weichheit und Geschmeidigkeit in deinem Oberkörper. Fließe so 3 bis 6 Runden.

Erforsche
Stelle dir immer wieder deine Arme wie Flügel vor, spiele mit den Bewegungen, mal klein und fein, mal größer und dynamischer.

Flow
Mit dem Ausatmen fließe in die Rundung, und nimm dich liebevoll in die Arme. Stelle dir vor, Energie fließt zum Bauchnabel. Mit dem Einatmen breitest du dich wieder aus. Stelle dir hier vor, vom Bauchnabel breitet sich nun Energie wieder in alle Richtungen aus.

Gestreckter Berg Variante

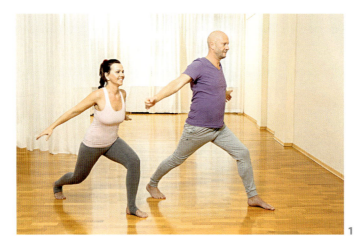

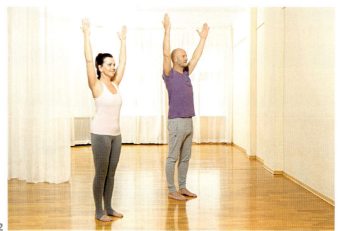

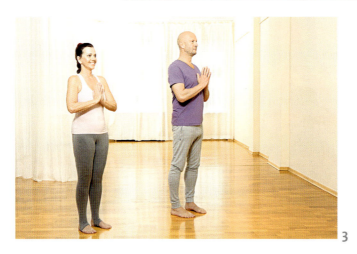

Breite deine Arme wieder seitlich aus, beuge das hintere Bein leicht an und bewege dabei deine Ferse des hinteren Fußes mehr Richtung Boden (Abb. 1). Mit einer weichen, aber kraftvollen Bewegung, wie beim Lossprinten, stoße dich mit dem Fußballen vom Boden ab, und fließe in den gestreckten Berg (Abb. 2). Beende die Bewegung im Berg mit deinen Händen im Anjali Mudra vor deinem Herzen (Abb. 3) und spüre nach.

Erforsche
Wenn du im gestreckten Berg landest, probiere, das Bein, das nach hinten ausgestreckt war, angewinkelt oder sogar gestreckt anzuheben, bevor du mit beiden Beinen zum Stehen kommst.

Beginne diesen Flow nun mit deinem anderen Bein angehoben.

Stärke

Fest und stark ist nur der Baum, der unablässig Winden ausgesetzt war, denn im Kampf festigen und verstärken sich seine Wurzeln.
Seneca

Wir können zwischen einer äußeren, körperlichen Stärke und Kraft, einer inneren Stärke, einer geistigen Stärke sowie einer spirituellen Stärke unterscheiden.

Körperliche Stärke kultivieren wir durch Muskelkraft, die wir trainieren können und sollten, und zwar in jedem Alter. Wenn wir einen kräftigen Körper mit einer gesunden und harmonischen Spannkraft haben, fühlen wir uns auch selbstbewusster, innerlich stark und stabil, haben mehr Energie und Zuversicht. Kräftige Muskeln schützen uns auch, falls wir stürzen sollten, was mit zunehmendem Alter häufiger vorkommen kann.

Indem wir uns immer wieder neue Aufgaben suchen und Herausforderungen in unserem Leben auch bewusst annehmen, entwickeln wir eine innere Stärke. Durch Schwierigkeiten, aber ebenso durch schöne Erlebnisse und Begegnungen können wir lernen und wachsen und eine innere Stärke kultivieren.

Eine geistige Stärke gibt uns die Kraft, uns selbst zu erforschen und zu erkennen mit all unseren Sonnen- und Schattenseiten. Unseren eigenen Geist zu verstehen ist eine große Hilfe bei der Entwicklung von geistiger Kraft und Stärke. Dadurch haben wir die Möglichkeit, Gewohnheiten zu überwinden, die uns daran hindern, unser Leben zufrieden, glücklich und in Fülle zu leben.

Spirituelle Stärke kann uns Vertrauen schenken durch eine Verbundenheit mit Gott, einer göttlichen Energie oder was wir persönlich damit verbinden. Durch diese Stärke können wir uns dem Fluss des Lebens anvertrauen, uns hingeben und die Hindernisse und Stolpersteine des Lebens annehmen, da wir wissen, dass sie uns auch wachsen und reifen lassen.

Yoga in seiner Ganzheit hilft uns, all diese Stärken zu entwickeln. Die Asanas und Flows stärken unsere körperliche Kraft, Achtsamkeit und Meditation fördern unsere geistige und mentale Stärke und durch die gelebte Yogaphilosophie, die Weisheit des Yoga, kultivieren wir unsere geistige, mentale und spirituelle Stärke.

Die Zeit deiner größten Stärke

*Unsere Leben sind so flüssig geworden wie Wasser
und so beweglich wie eine junge Pflanze.
Anstatt »harten Körpern« in Fitness-Studios
haben wir graziöse und sanfte Körper.
Anstatt rigider Haltungen von Selbstgerechtigkeit
haben wir Geister von offenem Vertrauen.
Anstatt in den Stürmen des Lebens zu zerbrechen,
haben wir uns gebeugt und wieder aufgerichtet.
Nichts kann uns zur Verzweiflung bringen,
da wir eins sind mit dem Tao.*
aus: »Das Tao Te King der Weisen«[31]

Mit starken Armen die Welt umarmen

Wir können uns sprichwörtlich in starke Arme werfen, denn dort gibt es Sicherheit und Geborgenheit. Wer Hilfe benötigt, dem wird unter die Arme gegriffen. Und mit starken Armen lässt sich das Leben so richtig anpacken. Und wir können wunderbar umarmen, was uns so lieb ist. Viele Männer wollen mit ihren starken Armen imponieren, und Frauen haben so gerne straffe Arme. Die folgenden Asanas und Flows können uns mehr Stärke und Kraft geben, sodass wir bereit sind, die Welt zu umarmen.

Kinderposition (Balasana)

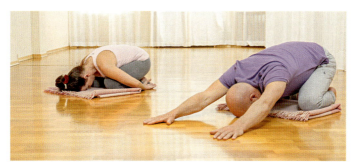

Beginne im Vierfüßler. Gleite mit deinem Becken Richtung Füße, und bringe deine Sitzknochen zu den Fersen, sodass dein Oberkörper sich über deinen Beinen bequem ablegen kann.

Probiere verschiedene Armpositionen aus. Strecke deine Arme nach vorne aus, und lege deine Stirn am Boden auf. Falls das nicht so angenehm sein sollte, lege die Hände übereinander und die Stirn auf die Hände. Oder lege die Hände in Fäusten übereinander und die Stirn auf die Fäuste. Vielleicht möchtest du auch die Arme nach hinten ausstrecken, dicht an den Körper. Stelle dir vor, über deine Stirn Altes, Verspanntes, an den Boden abzugeben. Beginne auf deiner Stirn leicht hin und her zu rollen.

Erforsche

Falls du deine Fersen nicht bis zu den Sitzknochen führen kannst, lege ein Kissen oder eine Decke zwischen Füße und Becken. Kultiviere in der Kinderposition die Atembewegung mehr im Rücken. Stelle dir vor, deinen Rücken auszufüllen mit deinem Atem.

Flow

Mit dem Einatmen richte dich ein kleines bisschen mit deinem Oberkörper auf. Bewege dich dabei ganz fein, weich und geschmeidig. Mit dem Ausatmen lege dich entspannt mit deinem Oberkörper über deinen Beinen ab.

Katzenbalance

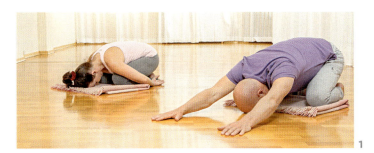

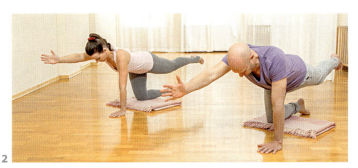

Strecke deine Arme nach vorne aus, die Hände bleiben dabei am Boden (Abb. 1). Bewege dich in den Vierfüßler, und strecke gleichzeitig dein linkes Bein nach hinten und deinen rechten Arm etwas diagonal nach vorne aus (Abb. 2). Sei in diesem Arm ganz weich im Ellenbogen und Handgelenk und locker in der Schulter. Schmiege deine Standhand in den Boden, und stelle dir vor, die Energie über diese Hand vom Boden aufzusaugen. Sacke nicht in die Schulter des Standarmes hinein. Finde Länge, nicht Höhe, in deinem ausgestreckten Bein und Arm. Richte deinen Blick zum Boden, um Länge in deinem Nacken zu finden.

Schmiege deinen Bauch leicht nach innen. Stelle dir vor, er schwebt hoch zur Wirbelsäule.

Finde so die Stabilität in deiner Mitte. Gleite wieder in die Kinderposition. Bewege dich nun in die Katzenbalance auf der anderen Seite, mit dem rechten Bein nach hinten und dem linken Arm nach vorne ausgestreckt.

Erforsche

Bewege den ausgestreckten Arm in verschiedene Positionen, und beobachte, was geschieht. Was geschieht mit deiner Schulter?

Flow

Mit dem Einatmen fließe vom Kind in die Katzenbalance. Mit dem Ausatmen fließe zurück in das Kind.

Knie zur Stirn, Knie zum Boden

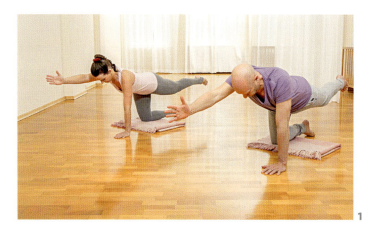

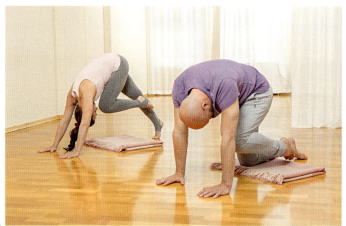

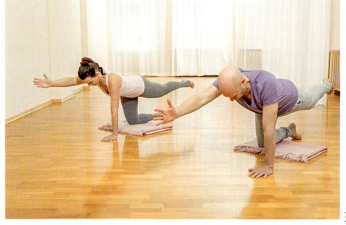

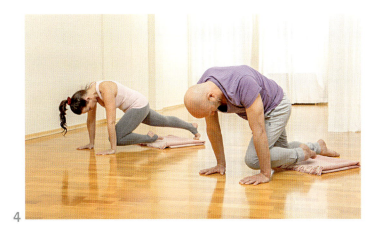

4

Komme in die Katzenbalance mit dem rechten Bein nach hinten und dem linken Arm nach vorne ausgestreckt (Abb. 1). Finde sofort die Stabilität in deiner Körpermitte.

Führe die linke Hand zum Boden und dein rechtes Knie zur Stirn und werde dabei ganz rund (Abb. 2). Schiebe dich mit deinen Handflächen weg vom Boden, hänge nicht in deinen Schultergelenken.

Komme zurück in die Katzenbalance mit dem rechten Bein und dem linken Arm wieder ausgestreckt (Abb. 3).

Führe die linke Hand wieder zum Boden und das rechte Knie nun so weit es für dich geht zum Boden zwischen die Daumen. Gleite dabei auch mit deinem Oberkörper etwas nach vorne (Abb. 4).

Komme wieder zurück in die Katzenbalance, und wiederhole die Übung auf der anderen Seite.

Variante

Falls du geübter bist und auch sehr vertraut mit dem nach unten schauenden Hund, dann kannst du diese Bewegungen vom nach unten gerichteten Hund mit einem Bein angehoben ausführen. Auch in den beiden Varianten wie im Flow aus der Katzenbalance (Abb. 2 und 4).

Erforsche

Fließe mit dem Knie zur Stirn, führe dann gleich danach das Knie zum Boden und danach erst wieder zurück in die Katzenbalance. Kannst du hier die Leichtigkeit finden? Kannst du deinen Atem entspannt fließen lassen?

Flow

Mit dem Ausatmen führe dein Knie zur Stirn. Mit dem Einatmen fließe in die Katzenbalance. Mit dem Ausatmen führe dein Knie zum Boden. Mit dem Einatmen komme zurück in die Katzenbalance

Fließendes Brett (Chaturanga Variante)

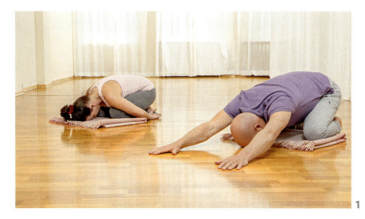

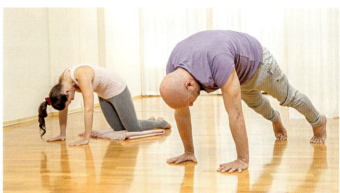

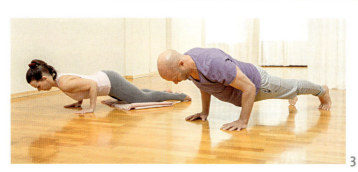

Komme wieder in die Kinderposition (Abb. 1). Bewege dich wie in der Katze ganz rund so weit nach vorne, dass deine Schultern für einen kurzen Moment etwas vor deinen Handgelenken ausgerichtet sind (Abb. 2). Senke deinen Oberkörper vom Brustbein ausgehend Richtung Boden ab, aber nur so weit, bis sich deine Schultern genau in Ellenbogenhöhe befinden (Abb. 3). Achte auf Stabilität in deiner Körpermitte. Erinnere dich immer wieder daran, die Bewegung von deinem Zentrum aus zu beginnen. Vom Bauchnabel aus bewege dich wieder zurück in die Kinderposition.

Erforsche

Wenn du geübter bist und dir der Hund und Chaturanga mehr vertraut sind, dann führe diesen Flow aus dem nach unten gerichteten Hund aus (Abb. 1). Fließe aus dem Hund in einer Rundung nach vorne (Abb. 2). Auch hier achte darauf, etwas mehr vor die Handgelenke zu fließen, und komme in das tiefe Brett (Abb. 3). Vielleicht ist dies für dich einfacher mit den Knien am Boden oder den Beinen ausgestreckt. Wichtig ist, auch hier die Schultern nur bis zur Höhe der Ellenbogen abzusenken. Fließe dann wieder in den nach unten gerichteten Hund (Abb. 4).

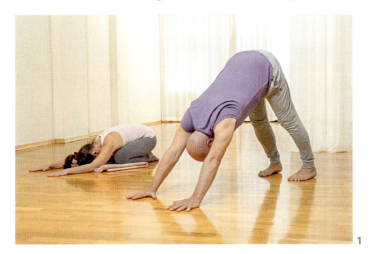

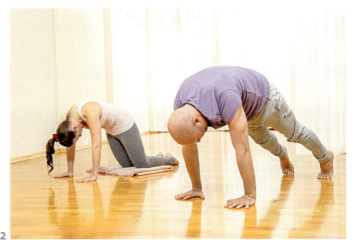

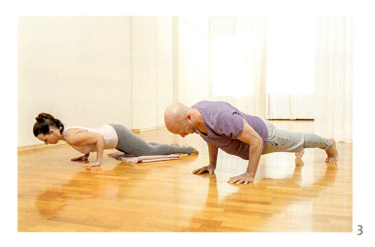

3

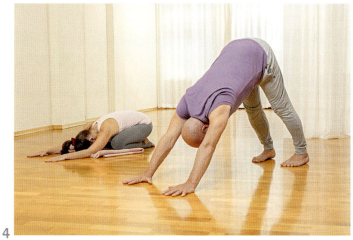

4

Flow

Einatmend fließe in der Katze (oder im Hund) mehr nach vorne, ausatmend senke deinen Oberkörper ab. Einatmend strecke wieder deine Arme, ausatmend fließe zurück in die Kinderposition (oder in den Hund).

Weisheit

> *In ihr ist ein Geist, gedankenvoll, heilig, einzigartig, mannigfaltig, zart, beweglich, durchdringend, unbefleckt, klar, unverletzlich, das Gute liebend, scharf, nicht zu hemmen, wohltätig, menschenfreundlich, fest, sicher, ohne Sorge, alles vermögend, alles überwachend und alle Geister durchdringend, die denkenden, reinen und zartesten. Denn die Weisheit ist beweglicher als alle Bewegung; in ihrer Reinheit durchdringt und erfüllt sie alles.*
> aus: »Das Buch der Weisheit«, Das Wesen der Weisheit: 7,22–24

Das Wort »Weisheit« geht auf das altgermanische Wort *wis* bzw. *wise* zurück, das »wissend« bedeutet. Auch im Sanskrit ist diese Sprachwurzel im Wort *Vidya* – »Wissen, Weisheit« enthalten. Im Griechischen ist *Sophia* das Wort für Weisheit und gab der Philosophie ihren Namen, »die Liebe zur Weisheit«. Weisheit war vor allem in der Antike, im alten Indien und insgesamt in Asien ein hohes Ideal. Es war gereifte, in vielen Jahren gesammelte Lebenserfahrung, und deshalb wurde das hohe Alter sehr geschätzt. Heutzutage ist Weisheit, wie auch Reife, keine besonders angestrebte Qualität und spielt leider keine große Rolle. Die Alten wollen jung bleiben, und die Jungen leben mehr in ihrer Welt. Im Vordergrund steht nicht das Wissen der Weisheit, sondern vor allem das Informationswissen, die Effizienz und Schnelligkeit.

Je älter wir werden, umso mehr Erfahrung haben wir. Jedoch bedeutet älter zu werden und viele Erfahrungen zu machen nicht gleichzeitig, auch weiser zu werden. Entscheidend ist, wie wir mit diesen Herausforderungen, seien es Trennungen, Scheitern, Krankheit, Gewalt oder Sterben und Tod, umgehen und wie wir sie verarbeiten. Nicht jede schwierige Erfahrung macht einen Menschen automatisch weise.

> *Wirklich weise ist, wer im Alltäglichen das Wunderbare zu sehen vermag.*
> Pearl S. Buck

Der Weg zur Weisheit erfordert das eigene bewusste Erleben mit all den dazugehörenden intensiven Gefühlen. Wenn wir für diese Erfahrungen und Gefühle nicht offen sind, Angst vor ihnen haben und sie verdrängen, werden wir nicht daraus lernen, reifen und weise werden können.

Weisheit hat damit zu tun, wie wir uns in scheinbar unlösbaren und komplexen Situationen zurechtfinden.

> **Was macht uns weise?**
> - Ein großes Interesse, Dinge verstehen zu wollen
> - Selbstkritisch sein, ohne um sich selbst zu kreisen
> - Sich gut in andere Menschen und Situationen hineinversetzen
> - Offenheit für andere Sichtweisen
> - Freude am Lernen
> - Ein tiefes Nachdenken über das Leben
> - Freude am Geben
> - Bereitschaft zur Veränderung
> - Hoffnung

Weisheit bedeutet, auch in der Not offen und flexibel zu bleiben. Wir können nicht weise denken und handeln, wenn wir ängstlich, ärgerlich oder einsam sind. Dies fördert eher ein Eng-Werden, eine Erstarrung, und verhindert die Offenheit der Weisheit.

Yoga kann für uns eine lebendige und sprudelnde Quelle der Weisheit sein. Wir können uns inspirieren lassen von alten Schriften, wie der Bhagavadgita, den Upanishaden, vom Yogasutra, von den Schriften bereits verstorbener und noch lebender Yogameister, Yogagelehrten und Lehrenden, und ebenso von den Erfahrungsberichten und Erzählungen der Yogis und Yoginis auf ihrem Yogaweg.

Stehend und drehend

Drehungen bzw. Twists fördern die Beweglichkeit unserer Wirbelsäule und die Geschmeidigkeit der Muskulatur unseres gesamten Oberkörpers. Sie massieren die Bauchorgane und befreien die Atmung, indem sie die Muskeln des Bauches und des Brustkorbes lockern. Symbolisch drücken sie aus, dass wir Dinge auch einmal von einer anderen Seite betrachten.

Berg (Tadasana)

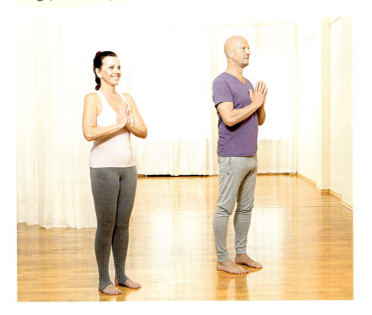

Stehe aufrecht, mit deinen Füßen hüftbreit parallel auseinander. Nimm wahr, wie du in diesem Moment stehst. Ist dein Gewicht mehr auf den Fußballen oder mehr auf den Fersen? Mehr auf der Außenseite oder der Innenseite deiner Füße? Sind deine Füße nach außen gedreht oder mehr nach innen? Finde im Stehen immer wieder die gleichmäßige Verteilung des Gewichtes auf deinen Füßen. Hebe deine Zehen an, spreize sie wie einen Fächer weit auseinander und lege sie wieder lang und entspannt am Boden auf.

Stelle dir dein Becken wie eine schöne große und runde Schüssel vor. Aus dieser Schüssel wächst deine Wirbelsäule wie ein Baum empor. Wenn die Schüssel nach vorne, nach hinten oder zur Seite kippt, dann kann der Baum, deine Wirbelsäule, nicht harmonisch nach oben wachsen.

Gestreckter Berg (Urdhva Hastasana)

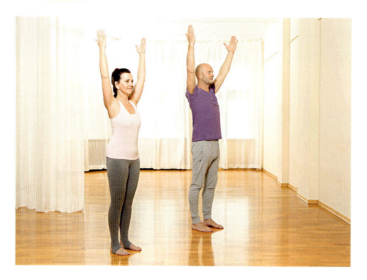

Drehe deine Handflächen nach vorne und führe deine Arme in einem großen Bogen seitlich über deinen Kopf. Fließe von der Taille über die Innenseite deiner Arme und über die Fingerspitzen hoch in Richtung Himmel. Führe deine Arme vielleicht weiter auseinander, und lasse die Schultern wohltuend weg von den Ohren sinken. Dadurch entsteht mehr Weite im Schulterbereich und Länge in deinem Nacken. Bewege dich leicht mit deinem Brustkorb, und finde mehr Weichheit in den unteren Rippen und im Rücken.

Berg mit angewinkeltem und gestrecktem Bein
(stehendes Apanasana)

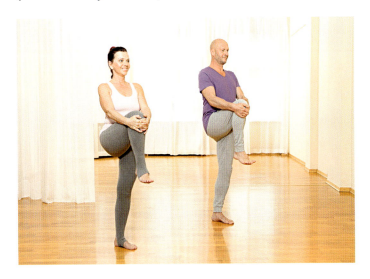

Führe deine Hände in Anjali Mudra und fließe mit den Händen über die Körpermitte Richtung Herz. Dabei hebe gleichzeitig dein rechtes Bein angewinkelt an, und greife mit deinen Händen um das rechte Knie.

Finde die Stabilität, indem du deinen Standfuß gleichmäßig in den Boden schmiegst. Stelle dir vor, dich mit diesem Fuß und dem Bein im Boden zu verwurzeln. Gleichzeitig stelle dir vor, Energie vom Boden aufzusaugen, aus dem Boden herauszuwachsen. Dadurch verhinderst du auch, in die Hüfte des Standbeines hineinzusacken. Finde Raum in diesem Hüftgelenk. Sinke mit deinem Steißbein leicht mehr Richtung Boden und finde die Stabilität in deiner Körpermitte. Dein Blick ist ganz sanft in Augenhöhe auf einen Punkt weiter weg oder mehr zum Boden gerichtet. Mit deiner Kopfkrone fließt du hoch in Richtung Decke oder Himmel. Stelle dir vor, dich mit Erde und Himmel zu verbinden.

Drehung im Berg mit angewinkeltem und gestrecktem Bein

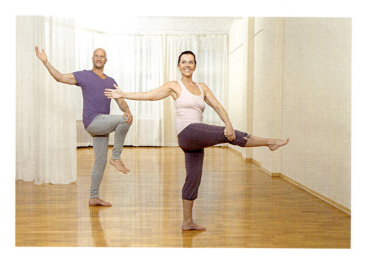

Löse die rechte Hand, führe deinen rechten Arm über vorne nach oben und beginne, dich langsam von deinem Zentrum aus nach rechts zu drehen. Beginne die Drehung tief vom Körperinneren; drehe erst etwas das Becken, dann Bauch, Oberkörper, die Schultern, den Kopf. Dein rechter Arm folgt dabei ganz entspannt dieser Bewegung. Bleibe locker in der Schulter und entspannt im Arm. Vielleicht winkelst du den Arm etwas an, um mehr Entspannung finden zu können. Führe auch leichte Bewegungen mit diesem Arm aus. Werde nicht hart und starr.

Nimm deine äußere Muskelschicht wahr. Sie sollte sich entspannt und eher weich anfühlen. Wenn sie sich hart anfühlt, bist du zu stark in die Drehung gegangen oder du hast dich zu sehr hineingedrückt.

Erforsche
Probiere aus, ob du dein angewinkeltes Bein strecken kannst.

Ausfallschritt

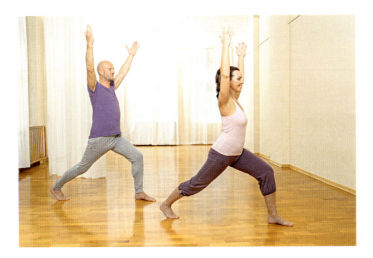

Mache mit deinem rechten Bein einen großen Schritt nach hinten, und bewege dich achtsam in den hohen Ausfallschritt mit beiden Armen nach oben ausgestreckt. Richte deinen hinteren Fuß gerade nach vorne aus.

Erforsche
Spiele mit der Bewegung aus der stehenden Drehung hin zum Ausfallschritt. In diesem Übergang kultivieren wir auch dynamisch unser Gleichgewicht. Tanze, spiele, experimentiere.

Drehung im Ausfallschritt

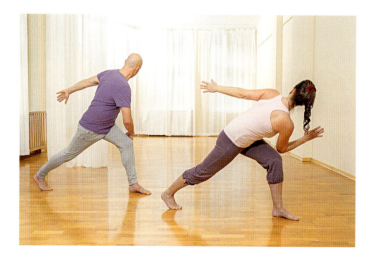

Komme mit deinem Oberkörper und mit geradem Rücken in eine Vorbeuge. Bewege dabei deine Arme ganz weich mit. Drehe dich nach links und führe deine rechte Hand an die Außenseite des linken Knies.

Erforsche
Vielleicht kannst du auch deinen rechten Ellbogen an die Außenseite des Knies bringen. Bleibe dabei lang in deinem Rücken. Finde eine glückliche Position für deinen Kopf, ohne im Nacken hart zu werden. Richte deinen Blick auch mal zum vorderen Fuß.

Eleganter Wechsel

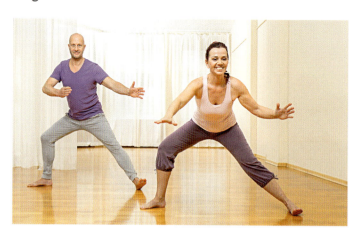

Drehung in die andere Richtung

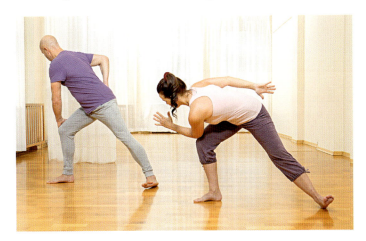

Bewege dich in einem geschmeidigen Bogen zu deinem rechten Bein. Beuge dieses Bein an. Strecke das andere Bein, und winkele dabei den Fuß an, sodass nur die Ferse am Boden aufliegt. Führe deine linke Hand oder deinen linken Ellenbogen an die Außenseite deines rechten Knies.

Erforsche
Im Wechsel zwischen diesen zwei Asanas spiele mit der Bewegung deiner Arme. Führe sie in einem großen Bogen mehr über deinen Kopf oder mehr vor deinen Körper. Lasse sie sich bewegen wie Flügel, lasse sie mehr tanzen.

Eleganter Wechsel

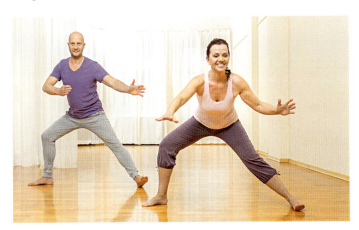

Ausfallschritt tief mit Drehung

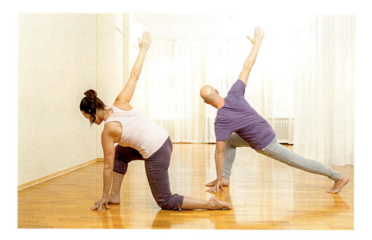

Bewege dich über diesen eleganten Wechsel, und richte dich nach vorne aus. Führe dein hinteres Knie zum Boden. Achte darauf, dein vorderes Knie genau über dem Fußgelenk auszurichten. Stütze dich mit deiner linken Hand am Boden auf, und finde ganz viel Länge in deinem Oberkörper. Drehe dich mit dieser Länge nach rechts zu deinem aufgestellten Bein auf. Beginne die Drehung wieder tief von innen, aus deinem Zentrum heraus. Beginne die Bewegung nicht mit deinem Arm oder Kopf.

Hebe deinen Arm so weit es für dich angenehm ist locker an. Richte deinen Blick zu deinem vorderen Fuß oder zur Seite. Bleibe entspannt in der Schulter und im Nacken.

Variante

Strecke dein hinteres Bein. Fließe dabei mit der Innenseite deiner Ferse mehr nach hinten. Stelle dir vor, du verankerst dich mit deinem hinteren Bein fest im Boden.

Erforsche

Stütze dich mehr mit deinen Fingerspitzen am Boden ab. So kannst du in deinem Oberkörper mehr Raum und Länge finden. Bewege auch hier dein Brustbein weiter weg von deinem Schambein. Es ist eine ganz kleine, feine Bewegung.

Flow

Mit dem Ausatmen atme dich mehr in die Drehung hinein. Mit dem Einatmen komme etwas aus der Drehung heraus, und finde mehr Länge und Geschmeidigkeit.

Drehen und runden

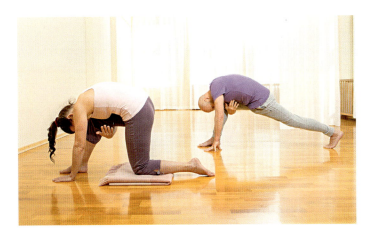

Drehe dich nach rechts zu deinem aufgestellten Bein auf (Abb. links). Achte dabei auf eine lockere Schulter, lockeren Arm und einen entspannten Nacken. Fließe achtsam wieder aus dieser Drehung heraus (Abb. oben). Beuge dich ganz rund werdend über deinen Oberschenkel und umschlinge ihn locker mit deinem Arm. Gleite dann wieder zurück in diese Drehung. Fließe so 3 bis 6 Runden.

Erforsche
Beginne die Bewegung immer aus deiner Körpermitte, niemals mit deinem Arm oder Kopf. Es ist ein geschmeidiges und weiches Aufdrehen tief aus deinem Körperinneren.

Flow
Mit dem Einatmen drehe dich auf. Mit dem Ausatmen fließe in die Rundung hinein.

Vom Ausfallschritt in den Berg

Nach diesen Drehungen richte dich nach vorne in deinen Ausfallschritt aus. Falls du dein Knie am Boden aufgelegt hast, strecke nun dieses Bein. Schwinge mit der Ferse etwas nach hinten, nutze diesen Impuls für einen großen Schritt nach vorne, und gleite so in die stehende Vorbeuge.

Aus der stehenden Vorbeuge komme mit mehr oder weniger angewinkelten Beinen und den Armen seitlich ausgebreitet mit geradem Rücken hoch in den Berg. Führe deine Hände in Anjali Mudra und spüre nach.

Nun bist du bereit, diesen Flow zur anderen Seite auszuführen.

Rhythmus

Der Mensch ist in allen Kulturen, zu allen Zeiten, bei seinen rituellen Handlungen immer als ein singendes, klingendes, tanzendes, sich rhythmisch bewegendes Wesen in Erscheinung getreten, um sich mit sich selbst, seiner Sozietät, der ihn umgebenden Natur und dem Numinosen, Unsagbaren, zu verbinden, um EINS zu werden mit sich und seiner Umwelt, um in Harmonie zu kommen, um sich heil und ganz = gesund zu fühlen. ... Der Mensch besteht aus Klängen, Rhythmen, Melodien und Dynamik bis hinein in die kleinsten Zellen.
Gertraud Berka-Schmid[32]

Wir werden getragen von den Rhythmen des Lebens, vom Rhythmus der Jahreszeiten, vom Rhythmus der Sonne und des Mondes, dem Wechsel zwischen Wachen und Schlafen, dem Ein- und Ausatmen, dem Rhythmus unseres Herzens, sogar vom Rhythmus der Großstadt. Wir sind ebenso wie Pflanzen und Tiere Rhythmuswesen. Ein Leben im Rhythmus umfasst alles: Kindheit, Jugend, das Älterwerden, Geburt und Tod, Gesundheit und Krankheit, Glück und Unglück, allein und mit anderen zu sein.

»Rhythmus« kommt aus dem Griechischen, und in dem Wort stecken als Wurzel die Wörter »ziehen« und »fließen«. Ein Rhythmus zieht und fließt gleichzeitig. Letzteres kommt auch in der Formel *Panta rhei* – »Alles fließt« von Heraklit zum Ausdruck.

Bereits Hippokrates, der berühmte griechische Arzt des Altertums, erkannte und lehrte, dass, wer häufig gegen seinen eigenen Rhythmus lebt, krank wird. Und dies wird bestätigt von der heutigen Forschung der Chronobiologie, der Lehre von der belebten Natur, die sich mit der »inneren Uhr« des Menschen und anderer Lebewesen beschäftigt. Schlafen, Wachen, Wachstum, Fortpflanzung, Körpertemperatur, Konzentration, all dies folgt einem exakten Rhythmus. Die Forschung bestätigt auch, dass Unwohlsein, Stress, Schlaflosigkeit bis hin zu Burn-out und vielen anderen Krankheiten damit zu tun haben, dass wir aus dem Rhythmus geraten sind.

Wir wollen den Herzschlag des Lebens erforschen und in ihm tanzen, wollen mitschwingen, bewusst, zu unserem und aller Segen. Wenn wir uns unwohl, gestresst oder schwach fühlen, ist irgendetwas aus dem Takt geraten.
Christian Salvesen[33]

Unser Alltag und unser Lebensstil machen es uns oft schwer, und zuweilen sogar unmöglich, nach unserem individuellen Rhythmus zu leben. Vor lauter Pflichten und Fremdbestimmung haben wir oft verlernt, unseren eigenen Rhythmus wahrzunehmen. Zu viel wird in unserem Alltag vorgegeben, allen voran die Arbeitszeiten oder Zeiten in der Schule. Oft haben wir zu viele Termine, und sogar in der Freizeit ist der Tag meist prall gefüllt. Nicht im Rhythmus zu sein bedeutet, dass wir unsere Mitte verloren haben, aus dem Gleichgewicht gekommen sind. Gut ist es, immer wieder einmal in unserem Alltag innezuhalten und achtsam wahrzunehmen, wie es uns gerade geht, und dabei herauszufinden, was uns guttun würde, um wieder mehr in unserem Rhythmus zu schwingen.

> *Wir können dem endlosen Rhythmus des Lebens nicht entkommen. Er lässt uns lachen und weinen, lieben und hassen, aufwachsen und sterben. Doch die Einstellung macht den Unterschied zwischen glücklich und unglücklich sein. Nehme ich den Rhythmus an und lasse mich auf ungewöhnliche Tanzschritte ein oder bleibe ich ängstlich in der Ecke stehen?*
> Christian Salvesen[34]

Unser Rhythmus im Fluss der Asanas

Wenn wir unsere Asanas und Flows üben, ist es immer auch wichtig, auf unseren eigenen Rhythmus zu achten, besonders auf den Rhythmus unseres Atems. Wir wollen unseren Rhythmus wiederentdecken, wahrnehmen und uns von ihm tragen lassen. Ein Unterricht, in dem für alle Teilnehmenden das Üben in einem gemeinsamen Atemrhythmus angeleitet wird, ist von daher keine gute Idee. Der Atemrhythmus ist bei uns allen sehr unterschiedlich und individuell. Wenn wir uns in einen Rhythmus pressen lassen, der nicht der unserige ist, tut das uns und unserem Körper nicht gut. Besonders unser Herz-Kreislauf-System wird dadurch belastet. Durch diesen vorgegebenen Atemrhythmus kommen wir auch in einen Bewegungsrhythmus, der nicht unserer ist, und haben dadurch keine Möglichkeit, im eigenen Tempo in einem Asana anzukommen, hineinzuspüren und uns in diesem Asana wahrzunehmen.

Im Yoga sollte immer der Raum gegeben werden, unseren Rhythmus zu finden, im Atem, in der Bewegung, im Asana. Es sollte der Raum da sein für das Hinein- und das Herausfließen, für das Einnehmen, Verweilen und Auflösen einer Position in unserer Zeit. Während unseres Übens sollten wir uns immer wieder fragen: Wie geht es mir im Moment? Wie fließt mein Atem? Was brauche ich jetzt? Habe ich meinen ganz eigenen Rhythmus gefunden?

Der Tanz mit der Balance

Ein körperliches Gleichgewicht zu haben bedeutet, dass wir in der Lage sind, in jeder Position, sei es im freien Sitz, im Stand oder in Aktion wie beim Gehen und Laufen, eine ruhige, aufrechte Körperhaltung zu haben und eine zielgerichtete Bewegung harmonisch ausführen zu können.

Diese Fähigkeit nimmt jedoch mit zunehmendem Alter ab, und dies ist dann häufig die Ursache für Stürze. *Use it or loose it* – das gilt auch für unser Gleichgewicht. Solange wir aktiv sind und vielfältige Bewegungen ausführen und leben, werden wir selten Probleme mit dem Gleichgewicht bekommen.

In vielen Asanas und Flows können wir unser Gleichgewicht wunderbar und auch sehr spielerisch kultivieren. Wichtig dabei ist, nicht nur statisch unser Gleichgewicht zu üben, wie zum Beispiel im Baum, sondern auch während wir uns bewegen, wie wir es mehr in den Flows erleben.

Spiele mit deinem Gleichgewicht, ertanze dir mehr deine Balance, ohne Härte, ohne Ego. Stelle dir einen Baum in einer leichten Brise vor oder in einem heftigen Orkan, in leichten oder heftigen Bewegungen, aber fest verwurzelt in der Erde. Das Schlimmste, was dir passieren kann, ist, dass du aus dem Asana herausfällst. Wäre das schlimm?

Versuche auch mal, diese Asanas mit geschlossenen Augen auszuführen. Das trainiert in besonderer Weise unsere Balance.

Berg (Tadasana)

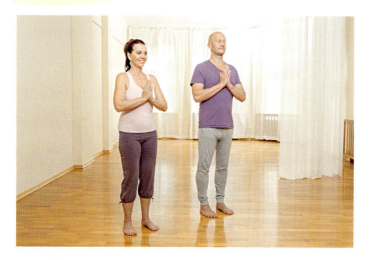

Im Berg können wir die unverrückbare Stabilität eines Berges mit einer entspannten Kraft und Stärke erleben. In der Position des Berges beginnen wir oft unser Üben und unsere Flows. Das Zurückkommen in den Berg ist wie ein Wieder-zu-Hause-Ankommen; es bringt uns zu einem Ort der Stille, der Sammlung, und gibt uns den Raum zum Nachspüren. Im Berg kommen wir in unserer Mitte an und in unserem Herzen, mit den Händen im Anjali Mudra.

Stehe aufrecht, mit deinen Füßen hüftbreit parallel auseinander. Nimm wahr, wie du in diesem Moment stehst. Ist dein Gewicht mehr auf den Fußballen oder mehr auf den Fersen? Mehr auf der Außenseite oder der Innenseite deiner Füße? Sind deine Füße nach außen gedreht oder mehr nach innen? Finde im Stehen immer wieder die gleichmäßige Verteilung des Gewichtes auf deinen Füßen. Hebe deine Zehen an, spreize sie wie einen Fächer weit auseinander und lege sie wieder lang und entspannt am Boden auf.

Stelle dir dein Becken wie eine schöne große und runde Schüssel vor. Aus dieser Schüssel wächst deine Wirbelsäule wie ein Baum empor. Wenn die Schüssel nach vorne, nach hinten oder zur Seite kippt, dann kann der Baum, deine Wirbelsäule, nicht harmonisch nach oben wachsen.

Erforsche

Schmiege deine Großzehenballen und die Außenseiten der Fersen bewusst in den Boden, und beobachte, was geschieht. Stehe dann wieder so, wie du gewohnt bist, im Berg zu stehen. Wechsele bewusst mehrmals zwischen diesen beiden Möglichkeiten hin und her.

Gestreckter Berg auf Zehenspitzen (Urdhva Hastasana)

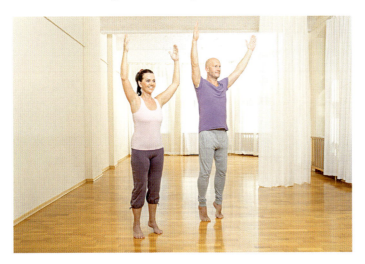

Fließe mit deinen Armen entspannt seitlich nach oben und komme dabei auf die Zehenspitzen. Wenn du deine Arme nach oben bewegst, stelle dir vor, mit deinen Handflächen die Luft nach oben zu schieben. Verteile das Gewicht gleichmäßig auf deinen Fußballen. Finde dein Zentrum, deine Mitte, und ertanze dir wieder dein Gleichgewicht. Nimm die vielen kleinen inneren und äußeren Bewegungen wahr. Bleibe dabei weich und atme fließend, denn häufig halten wir unseren Atem an, wenn es wackelig wird oder wir unser Gleichgewicht verlieren.

Erforsche
Erzwinge nicht dein Gleichgewicht. Nimm keine starre Haltung ein, und bleibe weich in deinem Nacken und locker in deinen Schultern. Stelle dir vor, über deine Füße die Energie von der Erde aufzusaugen und über deinen Körper, die Arme und die Fingerspitzen hoch in den Himmel fließen zu lassen. Schließe auch einmal deine Augen und beobachte, was geschieht.

Flow
Mit dem Einatmen fließe etwas höher Richtung Himmel. Mit dem Ausatmen sinke wieder mehr in die Erde hinein. Fühle die natürliche Verlängerung, während du einatmest, und die zunehmende Erdung, während du ausatmest – ein Gefühl wie ein kontinuierliches Geben und Nehmen, wie Ebbe und Flut.

Lockeres Beinschwingen

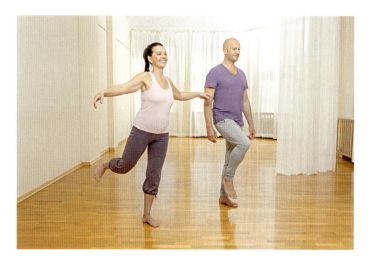

Fließe mit deinen Armen seitlich nach unten und komme dabei wieder mit deinen Fersen zum Boden. Beginne mit deinem rechten Bein zu schwingen. Hebe es aktiv nach vorne oben an und lasse es ganz locker fallen. Schmiege deinen Standfuß gleichmäßig in den Boden. Stelle dir vor, die Energie in die Erde fließen zu lassen und gleichzeitig vom Boden aufzusaugen. Finde mithilfe dieser Vorstellung immer wieder den Raum im Hüftgelenk, sodass du nicht im Hüftgelenk einsackst und das Gelenk nicht überlastest.

Erforsche
Fällt es dir leicht, dein Bein locker zu schwingen? Kannst du, nachdem du dieses Bein aktiv angehoben hast, im Bein entspannt loslassen, nach der Anspannung die Entspannung zulassen? Schwinge das Bein mehrmals hin und her.

Baum (Vrikshasana)

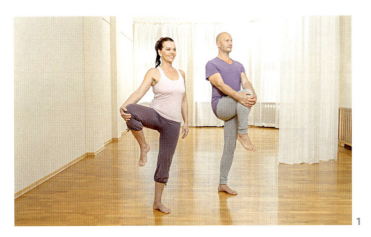

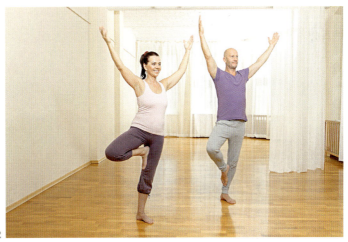

Hebe dein rechtes Bein angewinkelt an und greife mit den Händen um das rechte Knie (Abb. 1). Verwurzele dich über deinen Standfuß, und finde die Stabilität in deiner Mitte. Kultiviere ein Gefühl des Verbundenseins zwischen Himmel und Erde. Führe das rechte Bein dann nach rechts außen und bewege dich langsam in deinen Baum hinein.

Die einfachste Variante ist, den rechten Fuß auf dem Fußrücken des linken Fußes aufzustellen. Vielleicht kannst du die Sohle des Fußes auch unterhalb oder etwas oberhalb des Knies auflegen, niemals jedoch direkt am Knie. Oder lege die Fußsohle weit oben an die Innenseite des Oberschenkels (Abb. 2).

Falls es dir in allen Varianten schwerfällt, dein Gleichgewicht zu ertanzen, dann stütze dich mit einer Hand an einer Wand oder einem Stuhl ab.

Wichtig ist, immer wieder die Stabilität und Kraft in deiner Mitte und den Raum in der Hüfte deines Standbeines zu finden. Falls du wahrnimmst, dass du eher in der Hüfte einsinkst, mache eventuell eine Pause.

Schmiege den Standfuß kraftvoll in den Boden, und falls du den anderen Fuß weit oben am Oberschenkel ablegen kannst, schmiege die Fußsohle kraftvoll in den Oberschenkel und den Oberschenkel kraftvoll in die Fußsohle.

Gleite dann langsam wieder aus deinem Baum heraus und komme in den Berg. Schwinge im Berg ein paar Mal deine Hüften locker von Seite zu Seite hin und her. Stelle dir dabei vor, mit einem langen buschigen Schweif fröhlich zu wedeln.

Erforsche

Spiele auch einmal etwas mit Bewegungen im Baum. Falle auch ruhig mal aus dem Baum heraus, nach vorne, nach hinten und zu den Seiten. Oder komme im Baum in eine seitliche Dehnung.

Berg (Tadasana)

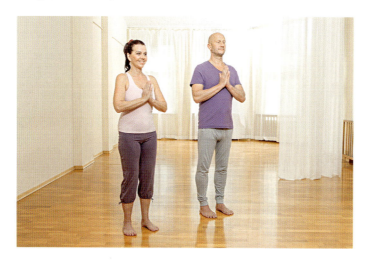

Führe deine Hände in Anjali Mudra und spüre für einen kurzen Moment nach.

Gestreckter Berg und Beinschwingen

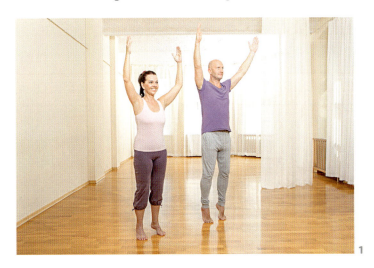

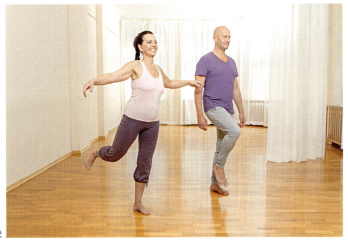

Fließe wieder in den gestreckten Berg (Abb. 1) und lasse dann wieder dein rechtes Bein locker schwingen (Abb. 2).

Fließe mit deinen Armen seitlich nach unten und komme dabei wieder mit deinen Fersen zum Boden.

Krieger III (Virabhadrasana III)

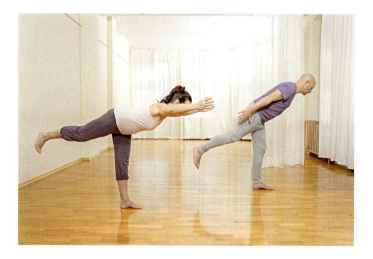

Bewege das rechte Bein nach mehrmaligem Schwingen nach hinten, strecke es kraftvoll aus und lehne dich dabei mit deinem Oberkörper mehr nach vorne. Probiere aus, wie weit du das Bein gestreckt anheben und deinen Oberkörper dabei vorbeugen kannst. Stelle dir vor, von deinem Bauchnabel aus die Energie über dein hinteres Bein und die Ferse kraftvoll nach hinten fließen zu lassen. Drehe deinen kleinen Zeh des hinteren Fußes mehr Richtung Boden und richte deinen Blick zum Boden hin, sodass du lang wirst im Nacken.

Bleibe mit dem Becken gleichmäßig nach vorne ausgerichtet. Finde immer wieder die Stabilität über die Erdung deines Standfußes und über die Stabilität in deiner Körpermitte. Es ist ein permanentes Spiel und ein Tanz mit der Stabilität, dem Gleichgewicht und der Leichtigkeit. Fühle dich getragen von der Kraft tief in deiner Mitte und der Energie deines Atems.

Erforsche

Probiere verschiedene Armpositionen aus: die Arme nach hinten ausgestreckt, zur Seite oder, sehr herausfordernd, nach vorne. Falls du deine Arme nach vorne ausstrecken kannst, ohne dabei die harmonische Ausrichtung deines Beckens zu verlieren, dann achte auf Weite im Schulterbereich. Falls du Enge wahrnimmst, führe deine Arme weiter auseinander oder doch zur Seite oder nach hinten.

Vorbereitung zur fliegenden Taube
(Vorbereitung Eka Pada Galavasana)

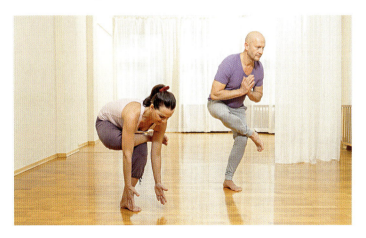

Bewege das nach hinten ausgestreckte Bein nach vorne, beuge dabei dein Standbein leicht an und lege das rechte Fußgelenk über das linke Knie. Komme mit deinem Oberkörper mehr in eine Vorbeuge und stütze dich mit der rechten Hand auf dem rechten Knie und mit der linken Hand leicht auf dem rechten Fußgelenk ab. Oder führe deine Hände in Anjali Mudra vor dein Herz.

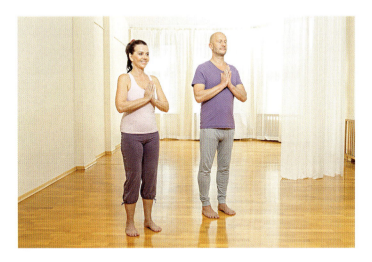

Gleite langsam und achtsam aus diesem Asana heraus und hinein in den Berg. Bringe deine Hände in Anjali Mudra zusammen und spüre nach. Schwinge mit deinem Becken wieder locker hin und her. Vielleicht möchtest du es auch einmal kreisen lassen. Lockere, was nach Lockerung »ruft«.

Erforsche

Versuche deine Fingerspitzen weiter in Richtung Boden zu führen. Vielleicht können sie sogar den Boden berühren. Werde dabei aber nicht rund in deinem Rücken. Und denke immer daran: kein falscher Ehrgeiz, keine Gewalt.

Fließe langsam wieder in den gestreckten Berg (Abb. 1), dann in den Berg mit Händen im Anjali Mudra (Abb. 2) und spüre nach.

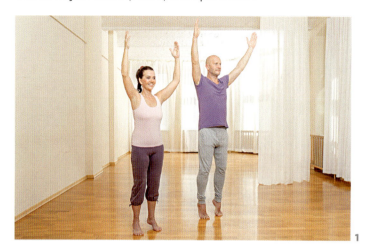

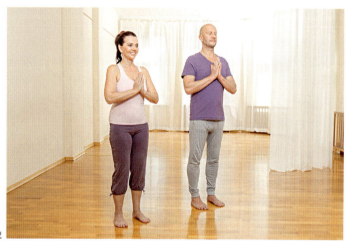

Wiederhole nun den gesamten Flow mit dem anderen Bein.

Dankbarkeit

*Wäre das Wort »Danke« das einzige Gebet,
das du je sprichst, so würde es genügen.*
Meister Eckhart

Ein schöner Ausspruch lautet auch: »Dankbarkeit ist der Zauber einer reifen Seele.«[35] Allzu leicht vergessen wir, was wir alles haben, und viele alltägliche Dinge sehen wir als selbstverständlich an. Allein schon die Tatsache, jeden Tag auf einfache Weise über sauberes Wasser zu verfügen, ist für die meisten Menschen keine Selbstverständlichkeit.

Ein Leben in Dankbarkeit lässt uns die kleinen Dinge mehr schätzen, wie die wärmende Sonne, das Singen der Vögel, ein Spaziergang im Wald, ein Lächeln oder eine schöne Begegnung.

Dankbarkeit führt uns unmittelbar in die Achtsamkeit und somit in die Blüte des Augenblicks. Wenn wir dankbar sind, können wir leichter unangenehme Gefühle loslassen, Freude und Zufriedenheit empfinden. Durch eine tiefe Dankbarkeit werden wir nicht so schnell aus der Bahn geworfen, weil sie uns ausgeglichener macht. Wir werden freundlicher, und so wird uns auch mehr Freundlichkeit entgegengebracht.

Auch wenn es Dinge gibt, für die wir eigentlich keine Dankbarkeit empfinden können, wie Verlust, Krankheit, Sterben und Tod, so können wir uns dennoch fragen, wofür das jetzt eine Gelegenheit sein könnte und was wir daraus lernen können. Als mein Mann vor einigen Jahren ganz plötzlich in meiner Gegenwart an einem Herzinfarkt starb, fühlte ich trotz dieses unglaublichen Schmerzes, im Zustand des Schocks und der Zeit der Trauer dennoch eine tiefe Dankbarkeit. Ich bin dankbar für unsere 26 gemeinsamen Jahre in einem Leben der Fülle mit allen Hochs und Tiefs; auch dankbar dafür, dass ich bei ihm sein konnte, als er starb, und dankbar, dass er nicht lange leiden musste. Ich empfinde tiefe Dankbarkeit, dass ich auch in der ganz besonderen Zeit der Krankheit, des Sterbens und des Todes meiner Eltern dabei sein konnte.

Ein offenes Herz, die Fähigkeit, uns ganz mit unseren tiefsten Gefühlen zu verbinden, egal, ob wir sie angenehm oder unangenehm empfinden, wird uns unterstützen, mutig Schwierigkeiten als Wachstumschancen zu erkennen. Ein offenes Herz führt zu einem herzlicheren Umgang mit uns und mit anderen und somit zu mehr Leichtigkeit, Offenheit, Vertrauen und Dankbarkeit. Dankbarkeit bedeutet auch, das Leben zu umarmen mit grenzenloser Liebe im

Herzen – ein Schlüssel zu unserem Glück, besonders in Zeiten heftiger Herausforderungen. Auch in unserem Üben der Asanas und Flows wollen wir immer wieder Dankbarkeit kultivieren, auch eine Dankbarkeit dafür, an einem sicheren und schönen Ort in Frieden und Freiheit üben zu können.

Geschmeidige Rückbeugen

Kinderposition (Balasana)

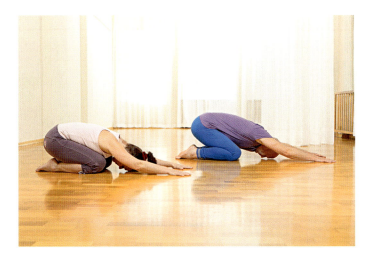

Beuge dich aus einem Fersensitz nach vorne, und lege dich mit deinem Oberkörper über deinen Beinen ab. Bringe die Stirn zum Boden. Falls das unangenehm sein sollte, lege die Hände übereinander und die Stirn auf die Hände. Oder lege die Fäuste übereinander und die Stirn auf die Fäuste. Stelle dir vor, über die Stirn Altes und Verbrauchtes an den Boden abzugeben. Rolle auf der Stirn auch mal leicht hin und her.

Erforsche
Spiele mit verschiedenen Positionen. Vielleicht ist es angenehmer, die Knie weiter auseinander zu führen oder dichter zueinander. Du kannst die Arme nach vorne ausstrecken oder dicht am Körper nach hinten ausstrecken. Oder strecke deine Arme seitlich aus. Finde hinein in dein glückliches Kind.

Flow
Mit dem Einatmen richte dich ein kleines bisschen mit deinem Oberkörper auf. Stelle dir vor, dich mit deinem Oberkörper in alle Richtungen mehr auszubreiten. Mit dem Ausatmen sinke wieder mehr in deine Oberschenkel hinein und lasse mehr los.

Hochrollen

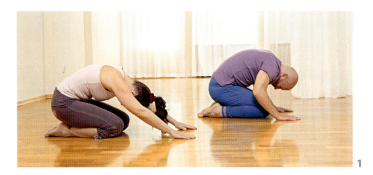

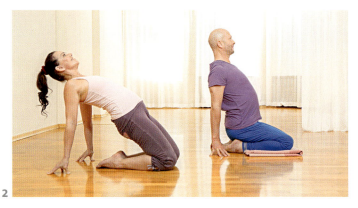

Führe deine Stirn zu den Knien, und rolle ganz bewusst und langsam Wirbel für Wirbel mit deinem Oberkörper nach oben in den Fersensitz. Hebe ganz zum Schluss erst deinen Kopf an (Abb. 1).

Stütze dich auf den Fingerspitzen hinter deinem Becken ab, und bewege dich vom Herzen aus in eine weiche, angenehme Rückbeuge (Abb. 2). Hebe dein Brustbein leicht nach oben an, lasse deinen Kopf aber auf keinen Fall nach hinten hängen. Bewege mehr dein Kinn Richtung Brustbein, ohne dabei eng im Hals zu werden. Finde hinein in einen weichen Bogen, mit Länge in deiner Wirbelsäule und einem Gefühl von Weite in deinem Rücken.

Erforsche
Probiere aus, dabei auch dein Becken mal anzuheben. Vielleicht ist es auch angenehmer, wenn du dich auf den Fäusten abstützt.

Flow
Mit dem Einatmen rolle nach oben, mit dem Ausatmen stütze dich mit deinen Händen ab. Mit dem Einatmen komme in deine Rückbeuge, und mit dem Ausatmen fließe zurück in dein Kind.

Vom Kind fließend über die Katze in die Bauchlage

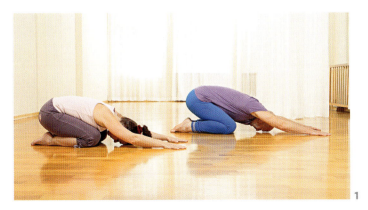

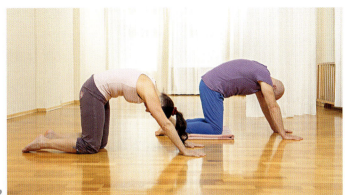

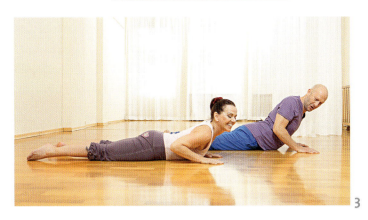

Vom Kind mit nach vorne ausgestreckten Armen (Abb. 1) bewege dich langsam in einer Rundung nach vorne, dein Rücken ist dabei wie im Katzenbuckel (Abb. 2). Laufe während dieser Bewegung mit deinen Händen etwas nach vorne, sodass du, wenn du nun in die Bauchlage gleitest, mit deinen Schultern genau über deinen Ellenbogen ausgerichtet bist (Abb. 3).

Mini-Kobra (Mini-Bhujangasana) und nach oben gerichteter Hund (Urdhva Mukha Shvanasana)

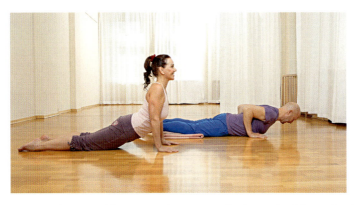

Nun in der Bauchlage angekommen, finde mehr Länge in deinen Beinen und schmiege die Zehen in den Boden. Versuche auch die kleinen Zehen mehr in den Boden zu schmiegen.

Schmiege deine Oberarme in die seitlichen Rippen, und stelle dir vor, deine Ellenbogen fließen mehr Richtung Füße.

Schmiege deine Leisten in den Boden, und nimm wahr, wie sich dadurch dein Steißbein mehr nach unten Richtung Fersen verlängert und dein Schambein mehr Richtung Bauchnabel. Durch diese feine und sehr kleine Bewegung findest du die Stabilität in deinem Zentrum und mehr Länge im unteren Rücken.

Richte dich mit deinem Oberkörper auf. Beginne die Bewegung von deinem Brustbein, vom Herzen aus, nicht mit deinem Kopf. Komme nur so weit nach oben, dass du dabei kein Gewicht auf deinen Händen hast. Richte deinen Blick nach vorne, und bewege deinen Kopf leicht von Seite zu Seite hin und her. Bewege dich ganz leicht mit deinem Oberkörper, und spiele mit den Bewegungsmöglichkeiten.

Flow
Mit dem Einatmen richte dich auf, mit dem Ausatmen komme zurück in die Bauchlage. Fließe etwa 3 bis 6 Runden durch diesen Bewegungsablauf und spüre dann nach.

Variante
Wenn du geübter bist, dann fließe aus der Bauchlage in deinen nach oben gerichteten Hund.

Erforsche
Richte dich auch mal mit der Ausatmung auf, und komme mit dem Einatmen wieder zum Boden. Nimm den Unterschied wahr zwischen diesen beiden Möglichkeiten. Da gibt es kein Richtig oder Falsch, Besser oder Schlechter.

Tanzende Mini-Kobra

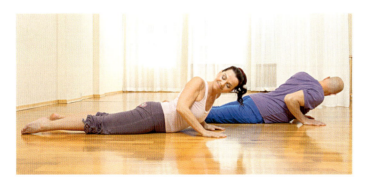

Komme wieder in die Bauchlage, und stelle deine Hände in Schulterhöhe auf. Schmiege deine Leisten in den Boden, richte dich vom Brustbein auf, und bewege dich aus der Mini-Kobra frei mit deinem Oberkörper. Tanze mit deinem Oberkörper. Probiere aus, was sich gut anfühlt. Mal richtest du dich mehr auf und nimmst die stärkere Rückbeuge wahr, dann kommst du wieder mehr zum Boden und lockerst dich. Beginne auch, mit deinen Schultern zu kreisen, eine Schulter kreist nach vorne, die andere nach hinten. Spiele mit den Bewegungsmöglichkeiten, und versuche mehr Geschmeidigkeit in deinem Oberkörper zu kultivieren. Bleibe dabei die ganze Zeit stabil in deinen Beinen und in deiner Mitte.

Halber Bogen (Ardha Dhanurasana Variante)

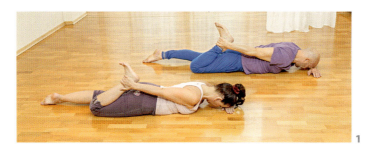

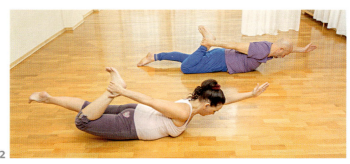

Führe deinen linken Arm in eine Position, sodass dein Unterarm sich parallel zum vorderen Mattenrand befindet. Lege deine Stirn auf dem Unterarm ab.

Winkele dein rechtes Bein an, und greife mit der Hand dein rechtes Fußgelenk.

Schmiege die Leisten in den Boden, finde wieder die Stabilität in deiner Mitte und mehr Länge im unteren Rücken (Abb. 1). Richte dich in einer fließenden Bewegung gleichzeitig mit deinem Oberkörper auf, strecke deinen linken Arm nach vorne aus, und hebe dein linkes Bein vom Boden ab (Abb. 2). Finde mehr Länge als Höhe und dadurch eine weiche und angenehme Rückbeuge, ohne dabei im Rücken eng und hart zu werden. Stelle dir vor, dein angewinkeltes Bein würde sich gerne strecken und deine Hand verhindert das.

Bewege dich langsam wieder in die Ausgangsposition mit deinem Unterarm parallel zum vorderen Mattenrand und deiner Stirn auf dem Unterarm. Fließe 3 Runden, und führe dann diesen Flow mit dem anderen Bein und Arm aus.

Erforsche

Vielleicht ist es für dich angenehmer, mit dem ausgestreckten Bein am Boden zu bleiben. Wenn du dich aufrichtest, führe mit deinem Kopf ganz leichte Bewegungen aus, auch einmal leicht von Seite zu Seite hin und her. Immer noch wird zu häufig in Rückbeugen der Nacken abgeknickt, und durch diese feine Bewegung des Kopfes bleiben wir weich und locker im Nacken.

Flow

Mit dem Einatmen richte dich auf. Mit deinem Ausatmen fließe zurück in die Ausgangsposition. Auch hier kannst du dich mal mit dem Ausatmen aufrichten, mit dem Einatmen wieder zurückfließen. Wie fühlen sich diese beiden Möglichkeiten an?

Heuschrecke Variante (Shalabasana)

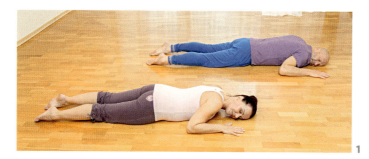

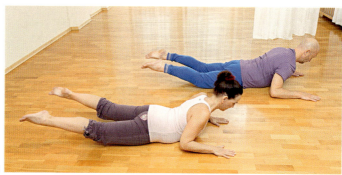

Lege deine Unterarme und Handflächen entspannt dicht neben deinen Rippen am Boden auf und drehe deinen Kopf nach rechts (Abb. 1).

Schmiege deine Leisten in den Boden, richte dich langsam mit deinem Oberkörper auf, und hebe deine Beine an. Blicke dabei zum Boden, um in deinem Nacken lang zu bleiben (Abb. 2). Wenn du deine Beine anhebst, führe sie mehr als hüftbreit auseinander, etwa bis zum Rand deiner Matte. Finde in deinen Beinen die Länge, nicht die Höhe. Stütze dich gemütlich auf deinen Unterarmen ab, ohne dabei viel Gewicht zu tragen.

Bewege dich langsam wieder in die Ausgangsposition, nur dass du nun deinen Kopf nach links drehst.

Erforsche

Mit jedem Aufrichten führe deine Beine langsam immer weiter auseinander und langsam wieder hüftbreit zueinander. Bewege auch hier deinen Kopf leicht hin und her, wenn du dich aufrichtest. Werde nicht starr und hart im Nacken.

Flow

Mit dem Einatmen richte dich auf, hebe deine Beine an, und führe sie weiter auseinander. Mit dem Ausatmen gleite zurück, mit deinem Kopf nach rechts gedreht. Drehe deinen Kopf im Wechsel nach rechts und nach links.

Loslassen

Je glücklicher einer ist, desto leichter kann er loslassen.
Dorothee Sölle

Alles ist einem stetigen Wandel unterworfen, ist unbeständig und vergänglich. Ein Festhalten und Anklammern an Dingen ist häufig die Quelle von Spannungen und Leid.

Loslassen ist eine Einladung, sich an nichts mehr zu klammern, egal, ob es sich um eine Idee, ein Ereignis, eine bestimmte Zeit oder eine Sichtweise handelt.

Wenn wir uns zu sehr mit unserem Körper identifizieren bzw. uns zu sehr über ihn definieren und uns ewige Jugendlichkeit und Faltenlosigkeit wünschen, dann kann es sein, dass uns die Veränderungen im Laufe der Jahre unglücklich machen und Leid hervorrufen werden.

Loslassen bedeutet, nicht an Dingen festzuhalten, weder an Dingen, die wir mögen, noch an denen, die wir nicht so mögen. Vielleicht mögen wir einige Veränderungen nicht, die mit unserem Körper im Laufe des Älterwerdens geschehen. Aber ist unser Glück denn wirklich von diesen äußeren Veränderungen abhängig? Können wir die Veränderungen annehmen, die nun einmal unabänderlich sind? Können wir loslassen, was festzuhalten nur Leid bringen würde?

Wir können vieles dafür tun, fit, beweglich, schön und gesund älter zu werden. Wir können einiges tun, um länger jugendlich auszusehen, aber wir sollten all das nicht als einen Garant für unser Glück sehen. Tief in unserem Inneren wissen wir, dass die Erfüllung unserer Wünsche nach »Anti-Aging« uns nicht dauerhaft glücklich machen wird. Deshalb kann uns die Qualität des Loslassens darin unterstützen, mit den Wechselfällen des Lebens und den Veränderungen ge*lassen*er umzugehen. So entsteht eine freiere innere Haltung, die auch für unsere Gesundheit und unsere Lebensqualität entscheidend ist.

Die Dinge loszulassen bedeutet nicht, sie loszuwerden.
Sie loslassen bedeutet, dass man sie sein lässt.
Jack Kornfield[36]

Schwingende Hüften

Eine fehlende bis mangelnde Hüftbeweglichkeit ist weit verbreitet, besonders auch mit zunehmendem Alter. Fehlende Bewegung, stundenlanges Sitzen sowie fehlende Kraft der hüftumgebenden Muskulatur sind wahres Gift für unsere Hüftgesundheit und Mobilität. Auch Beschwerden in den Knien oder Schmerzen im Rücken können von einer fehlenden Hüftmobilität ausgehen.

In dieser Abfolge führen wir Asanas aus, welche die Muskeln dehnen, die über die Hüftgelenke verlaufen. Wir führen sie statisch aus und verweilen in ihnen etwa 8 bis 10 entspannte Atemrunden.

Es gehört aber auch immer dazu, diese Muskeln zu kräftigen, um dadurch die Stabilität im Hüftgelenk zu kultivieren. Wenn die Kraft fehlt und wir nur dehnen, entsteht Instabilität und dadurch die Gefahr von Verletzungen oder Gelenkschäden.

Tipp
In all diesen Asanas ist es wichtig, ganz bewusst auf deinen Sitzknochen zu sitzen und dich mit ihnen fest im Boden zu verwurzeln. Sobald du wahrnimmst, dass du hinter deine Sitzknochen rollst und dadurch auch im Rücken rund wirst, setzte dich auf ein Kissen, einen Klotz oder eine Decke.

Sitzendes Nadelöhr

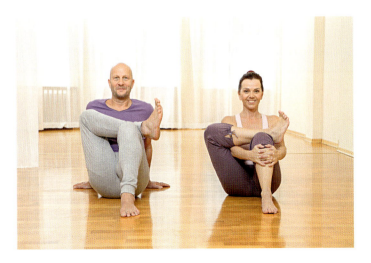

Sitze am Boden, und stelle beide Beine angewinkelt auf. Lege das rechte Fußgelenk über das linke Knie. Stütze dich mit den Händen hinter deinem Becken ab. Wie hoch kannst du dich aufrichten? Und wie nahe kannst du deinen linken Fuß zum Becken führen? Achte darauf, die Schultern weit weg von den Ohren zu führen. Hänge nicht im Asana, sondern stelle dir vor, Energie über deine Hände vom Boden aufzusaugen (aufzunehmen).

Erforsche
Vielleicht kannst du mit deinen Händen das linke Knie umschlingen, ohne dabei hinter deine Sitzknochen zu rollen und rund zu werden im Rücken.

Vorbeuge mit einem gestreckten Bein
(Janu Shirshasana Variante)

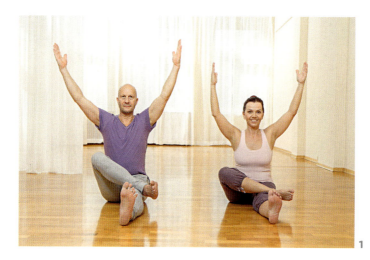

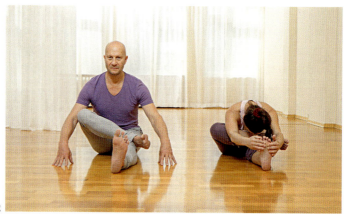

Strecke das linke Bein am Boden aus. Bleibe dabei mit deinem rechten Fußgelenk über dem linken Knie. Führe deine Arme über die Seite nach oben (Abb. 1). Strecke dich genussvoll in die Länge, und bewege dich mit dieser Länge in eine Vorbeuge (Abb. 2). Komme nur so weit in die Vorbeuge, dass du im Rücken nicht rund wirst. Finde eine entspannte Position für deine Arme. Falls du sehr beweglich sein solltest, greife mit deinen Händen um den linken Fußballen. Die Schultern sind dabei aber weit weg von den Ohren.

Erforsche
Nimm dein Schambein und dein Brustbein wahr, und finde zwischen den beiden mehr Abstand. Nimm wahr, wie dadurch mehr Länge in deinem Bauchraum und somit auch automatisch mehr Länge in deinem Rücken entstehen kann.

Flow

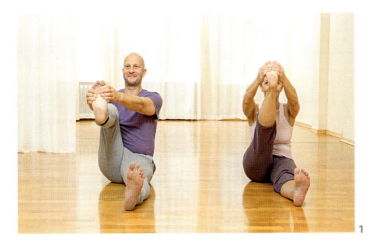

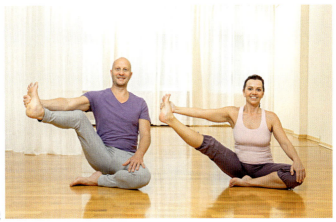

Mit dem Einatmen richte dich etwas auf. Fließe mit deinem Brustbein weg vom Schambein. Finde durch kleine feine Bewegung zu mehr Geschmeidigkeit und Länge in deinem Oberkörper. Mit dem Ausatmen fließe mehr in deine Vorbeuge hinein.

Richte dich wieder auf und stelle das rechte Bein angewinkelt in Linie zum rechten Sitzknochen mit der Ferse am Boden auf. Greife mit deinen Händen den rechten Fußballen. Hebe das Bein an, ohne dabei rund im Rücken zu werden (Abb. 1). Falls du rund geworden bist, dann beuge dieses Bein wieder mehr an. Ein gestreckter Rücken ist wichtiger als ein gestrecktes Bein. Hebe leicht dein Brustbein an und finde mehr Länge im Bauchraum

Beuge das linke Bein am Boden nach innen an und schwinge mit dem rechten Bein leicht hin und her (Abb. 2).

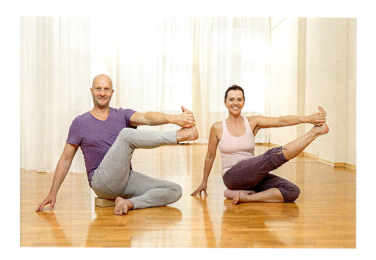

Greife mit der linken Hand den rechten Außenballen und führe das rechte Bein nun mehr nach links. Rolle mit deiner rechten Hand kraftvoll die Muskeln des rechten Oberschenkels nach außen, sodass du mit dem rechten Sitzknochen mehr zum Boden kommst. Je mehr du den linken Fuß anwinkelst, umso stärker wird die Dehnung.

Erforsche

Bist du immer noch über deine Sitzknochen im Boden verwurzelt? Oder bist du doch hinter sie gerollt und dadurch im Rücken rund geworden?

Halber Drehsitz (Ardha Matsyendrasana)

Stelle dein rechtes Bein angewinkelt auf und führe deinen rechten Fuß an die Außenseite deines linken Knies. Falls das unangenehm sein sollte, stelle deinen Fuß an der Vorderseite oder sogar an der Innenseite deines Knies auf. Wenn dein Knie des am Boden angewinkelten Beines nicht sein Glück (*sukha*) findet, dann strecke dieses Bein nach vorne aus.

Erforsche

Stütze dich mit deinen Händen oder auf Fäusten neben deinem Becken ab, hebe das Becken leicht an und stelle dir vor, mit einem langen Schweif wieder fröhlich hin und her zu wedeln. Bringe das Becken wieder zum Boden. Kannst du nun gleichmäßiger und entspannter am Boden sitzen?

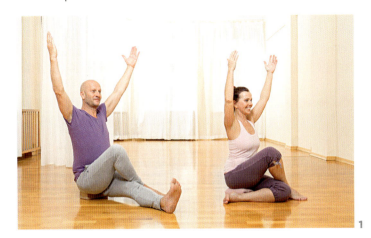

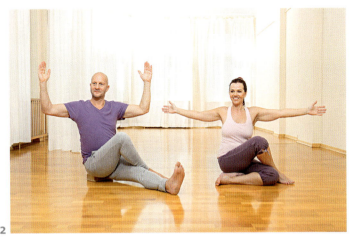

Führe deine Hände in Anjali Mudra und komme in der Blüte des Augenblicks an. Fließe mit deinen Armen seitlich nach oben (Abb. 1). Strecke dich in eine angenehme

Länge und drehe dich mit dieser Länge nach rechts. Beginne die Drehung bewusst vom Zentrum aus. Drehe nacheinander Bauch, Brustkorb, Schultern, Kopf und dann erst die Arme zur Seite. Richte dein Kinn über dem Brustbein aus.

Führe deine Arme erst einmal entspannt zur Seite parallel zum Boden oder mehr in eine weiche U-Form, mit den Ellenbogen in Schulterhöhe und den Armen leicht angewinkelt (Abb. 2). In dieser Position kannst du einen Stopp wahrnehmen. Erst wenn du diesen Stopp spürst, setze die Arme ein.

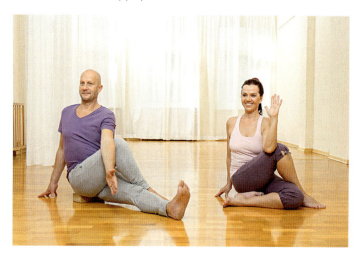

Umfasse mit deiner linken Hand sanft dein rechtes Knie. Oder umschlinge mit deinem linken Arm das aufgestellte Bein in der Ellenbogenbeuge. Noch herausfordernder ist es, die Außenseite deines linken Oberarmes an die Außenseite des aufgestellten Beines zu legen.

Stelle dir vor, die Energie fließt vom Steißbein spiralförmig die Wirbelsäule nach oben und über die Kopfkrone hoch in den Himmel – eine Spirale ohne Anfang und Ende, immer von der Erde hoch, nicht vom Kopf herunter.

Nun gibt es viel zu erforschen

Drücke dich etwas mit deinem Arm in die Drehung hinein, und nimm wahr, wie die äußere Muskelschicht hart wird. Komme wieder etwas aus der Drehung heraus, und finde Weichheit in der äußeren Muskelschicht und in deinem Bauch. Führe kleine feine Bewegungen aus. Atme tief in deinen Bauch hinein. Drehe auch deinen Kopf nicht zu weit in die Drehung hinein. Auch dadurch entsteht mehr Härte in der äußeren Muskelschicht, hier in deinem Hals und Nacken.

Flow

Mit dem Einatmen komme etwas aus der Drehung heraus, finde Länge, Weite und Geschmeidigkeit. Mit dem Ausatmen atme dich sanft mehr in die Drehung hinein.

Halbe Taube (Eka Pada Rajakapotasana)

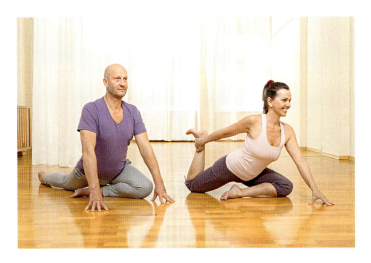

Führe dein rechtes Bein in einer weichen und achtsamen Bewegung nach hinten und strecke es aus. Stelle deinen rechten Fuß mit den Zehenspitzen am Boden auf, und hebe dein Knie vom Boden ab. Dadurch kannst du dieses Bein noch mehr strecken und mehr Raum und Länge finden. Setze dich erst einmal mit deiner rechten Ferse auf den rechten Sitzknochen. So kannst du entspannt dein Becken gleichmäßig nach vorne ausrichten. Bringe dann die Ferse des rechten Fußes mehr in Richtung linken Beckenknochen, und führe dabei das rechte Knie mehr zur Außenseite der Matte.

Stelle dir vor, vom Zentrum aus, vom Nabel, fließt die Energie über die innere Ferse nach hinten und gleichzeitig richtest du dich vom Zentrum aus nach vorne auf. Nimm die Vorderseite deines Steißbeins und Kreuzbeins wahr und lasse dort mehr los. Versuche dir vorzustellen, dort weit zu werden. Hebe die Beckenknochen etwas an, und stelle dir dabei vor, sie zurückzurollen. Es ist ein Gefühl wie ein »Auffächern« der Beckenknochen. Führe all diese feinen kleinen Bewegungen tief von innen aus.

Tipp

Lege eine Decke oder einen Block unter die Hüfte des angewinkelten Beines. So bekommst du mehr Stabilität und kannst dein Becken gleichmäßig ausrichten und mehr entspannen. Führe achtsam das nach hinten ausgestreckte Bein nach vorne und komme in den Schuster.

Schuster (Baddha Konasana)

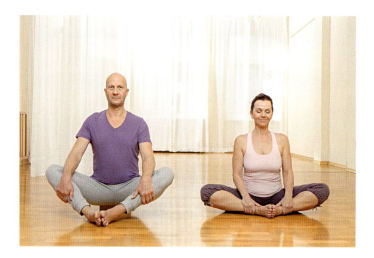

Führe deine Fußsohlen zueinander und schmiege sie leicht ineinander. Fasse mit deinen Händen um die Fußgelenke, und finde einen für dich angenehmen Abstand deiner Füße zum Becken. Wichtig ist, dass du dich entspannt aufrichten kannst und nicht hinter deine Sitzknochen rollst.

Versuche in deinen Beinen loszulassen. Sieh sie wie Wurzeln, von denen dein Becken und deine Wirbelsäule nach oben wachsen. Lasse Weite und Öffnung im Brustkorb entstehen, ohne dabei in den Rückenmuskeln hart und eng zu werden.

Erforsche

Führe mit deinem Oberkörper einen kleinen Tanz aus. Nimm die Stabilität in deinen Beinen wahr, und werde im Oberkörper weicher und geschmeidiger.

Flow

Mit dem Ausatmen bewege dich sanft mehr in eine Vorbeuge hinein, mit dem Einatmen richte dich wieder etwas auf.

Sitzende Grätsche (Upavishtha Konasana)

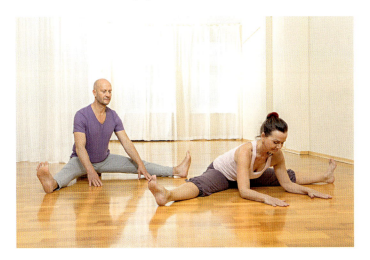

Führe deine Beine so weit es für dich angenehm ist auseinander. Die Beine sind gestreckt. Finde Stabilität in deinen Beinen. Die Rückseiten deiner Beine haben so viel wie möglich Kontakt zum Boden. Stelle dir vor, dich über deine Sitzknochen und deine Beine im Boden zu verwurzeln. Lasse die Energie vom Becken über die Beine und Fersen zur Seite fließen

Richte die ganze Zeit deine Knie und Zehen nach oben Richtung Decke oder Himmel. Sei geduldig. Finde ein Gefühl von Weite. Lasse durch die Erdung deiner Beine und des Beckens deine Wirbelsäule in die Länge wachsen.

Erforsche
Spiele mit den Bewegungsmöglichkeiten deines Oberkörpers und deiner Arme. Schwinge mit deinen Armen und deinem Oberkörper seitlich hin und her. Fließe in eine seitliche Dehnung. Drehe dich dabei auch einmal mehr auf. Probiere neugierig aus, was sich gut anfühlt. Bleibe dabei aber die ganze Zeit stabil in deinen Beinen und in deiner Körpermitte.

Flow
Mit dem Einatmen richte dich mehr auf, finde Länge, Weite, Raum und Geschmeidigkeit im Oberkörper. Führe dabei kleine Bewegungen aus. Mit dem Ausatmen bewege dich sanft mehr in deine Vorbeuge hinein. Warte, beobachte, bewege dich über mehrere Runden. Beine stabil, Oberkörper tanzt.

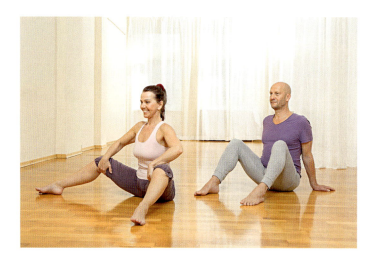

Mit deinen Händen in den Kniekehlen führe deine Beine wieder zusammen und stelle sie angewinkelt auf.

Nun bist du bereit für die andere Seite. Lege dein linkes Fußgelenk über dein rechtes Knie, und fließe wieder in dieser Abfolge durch die Asanas.

Gelassenheit

> *Gelassenheit zu gewinnen ist vielleicht überhaupt erst im Laufe des Älterwerdens möglich: Es fällt leichter, gelassen zu werden, wenn nicht mehr alles im Leben auf dem Spiel steht und die Hormone sich etwas beruhigt haben, der Schatz der Erfahrung größer, der Blick weiter, die Einschätzung von Menschen und Dingen treffsicherer geworden ist.*
> Wilhelm Schmid[37]

Gelassenheit ist die Fähigkeit, inmitten der Höhen und Tiefen des Lebens und der Ereignisse in Ruhe zu sein. Dazu gehört auch, die Dinge lassen zu können, loszulassen und zuzulassen. Wenn wir gelassen sind, können wir auch inmitten großen Stresses und heftiger Herausforderungen innerlich ruhig bleiben und in schwierigen Situationen inneren Frieden bewahren.

Wenn wir zunehmend ein Leben in Gelassenheit und innerem Frieden kultivieren, werden wir offen und achtsam für all das, was das Leben uns bringt. Wir können gelassen den Veränderungen des Alters begegnen und immer wieder das Beste aus all dem machen, was uns begegnen wird. Diese Gelassenheit bedeutet jedoch nicht, dass man alles unhinterfragt hinnimmt, sondern eher, dass man erkennt, was genau zu verändern ist – und was man nicht verändern kann. Ganz im Sinne des Gelassenheitsgebets:

> *Gott, gib mir die Gelassenheit, die Dinge hinzunehmen, die ich nicht ändern kann.*
> *Verleih mir den Mut, die Dinge zu ändern, die ich ändern kann.*
> *Und schenk mir die Weisheit, das eine vom anderen zu unterscheiden.*[38]

Auch gibt es die Qualität einer heiteren Gelassenheit. Sie geht noch einen kleinen Schritt weiter. Mehr Leichtigkeit, Sanftmut und Güte kommen hier hinzu und sie kann beschrieben werden als ein Leben mehr aus dem Herzen heraus.

Heitere Gelassenheit ermöglicht uns, mehr mit einem Lächeln auf den Lippen zu entspannen, zur Ruhe zu kommen, Abstand zu finden und loszulassen, in der Gewissheit: »Alles ist in Ordnung, alles ist gut.«

Und dabei geht es nicht um Verdrängung oder Rückzug, sondern um die Offenheit für den Fluss des Lebens, wo immer uns der Fluss auch hinführt. Wir nehmen an, was kommt, und wehren uns nicht dagegen. Auch den Schmerz und den Verlust nehmen wir an, akzeptieren ihn als Teil des Lebens und sehen ihn als Geschenk, das uns wachsen und reifen lässt.

Heitere Gelassenheit ist ein Ausdruck von Reife und Lebensweisheit. Sie ist die Zuversicht, die wir brauchen, um immer wieder den Blick bewusst auf das Schöne im Leben zu richten, und daraus Kraft und Energie zu schöpfen.

> *Wie können wir mehr heitere Gelassenheit in unser Leben fließen lassen und unsere Seele dadurch nähren?*
>
> ▸ Die Natur als Quelle unseres Wohlbefindens erleben.
> ▸ Den Sternenhimmel betrachten und spüren, wie klein wir sind in der Unendlichkeit des Universums.
> ▸ Musik hören, die uns beflügelt, tröstet und beseelt und die uns singen und tanzen lässt.
> ▸ Die inneren Bilder, die Erinnerungen an schöne Zeiten uns vor Augen halten und die äußeren Bilder der Kunst genießen.
> ▸ Literatur und Filme wählen, die uns inspirieren, Wissen vermitteln und uns andere Erlebnisse und Lebensgeschichten nahebringen.
> ▸ Uns in Dankbarkeit all dessen bewusst sein, was wir im Leben haben.
> ▸ Und immer wieder ein inneres Lächeln kultivieren.

Lockere Schultern, geschmeidiger Oberkörper

Komme in einen bequemen, glücklichen Sitz, den Schneidersitz oder Fersensitz. Diese Übungen/Flows kannst du auch wunderbar auf einem Stuhl oder im Stehen ausführen.

Schultern, Ellenbogen und Arme kreisen

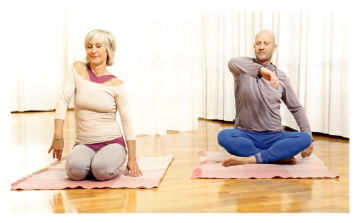

Beginne mit deinen Schultern versetzt locker zu kreisen, eine Schulter kreist nach vorne, die andere zur gleichen Zeit nach hinten. Kreise einige Runden, und gehe dann dazu über, mit deinen Ellenbogen zu kreisen. Schwinge mit deinem Oberkörper locker mit. Auch hier wieder einige Runden kreisen.

Beginne nun mit deinen Armen zu kreisen. Sei dabei ganz locker in den Armen und Schultern, und schwinge mit deinem Oberkörper noch lockerer mit. Nach einigen Runden kreise nun in die andere Richtung. Beginne erst mit deinen Armen, dann mit den Ellenbogen und zum Schluss nur mit den Schultern. Wenn es angenehm ist, fließe 3 bis 6 Runden durch die verschiedenen Varianten.

Lasse deine Arme locker hängen und spüre nach.

Öffnen und schließen

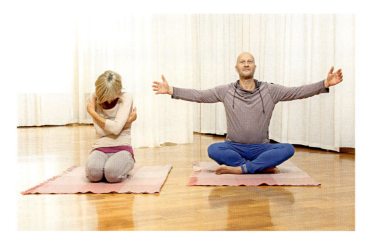

Breite deine Arme seitlich aus. Finde die Entspannung in deinen Armen mit einer Weichheit in den Ellenbogen und Handgelenken. Sei auch in deinen Schultern ganz locker. Nimm dich nun liebevoll in die Arme, und fließe dabei mit deinem Oberkörper in eine Rundung. Nimm die Dehnung im Rücken, zwischen den Schulterblättern und im Nacken wahr. Vom Bauchnabel ausgehend richte dich wieder auf, und führe die Arme zur Seite.

Nimm dich nun anders herum in die Arme, werde wieder ganz rund und richte dich dann wieder auf.

Flow

Mit dem Ausatmen nimm dich in die Arme, mit dem Einatmen breite dich wieder aus.

Liebevolles In-die-Arme-Nehmen

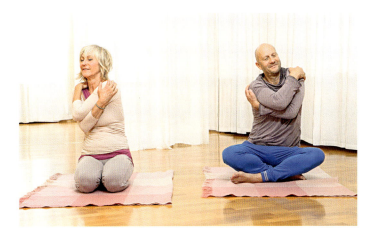

Nimm dich wieder in die Arme, und lege deine Hände locker auf den Schultern ab. Bewege dich nun ganz weich hin und her. Schwinge mit deinem Kopf dabei ganz entspannt mit. Diese feinen Bewegungen bewirken eine so wohltuende und liebevolle Lockerung unseres Oberkörpers und Nackens.

Adlerarme

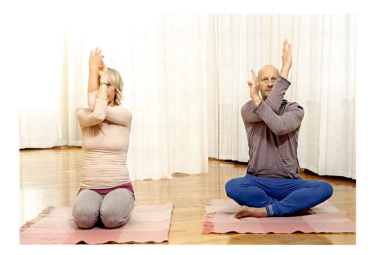

Löse die Hände von den Schultern, die Hände bewegen sich seitlich nach vorne, bis deine Arme gestreckt überkreuzt sind. Beuge deine Arme langsam an und bewege dabei deine Hände mit den Handrücken so weit zueinander, wie es für dich möglich ist. Vielleicht kannst du die Handrücken aneinanderschmiegen, vielleicht sogar die Handflächen. Hebe deine Ellenbogen auf Augenhöhe an, und bewege sie etwas weg von deinem Gesicht.

Erforsche
Schmiege die ganze Zeit deine Arme leicht ineinander. Aus dieser Position werde einmal im Oberkörper ganz rund, und richte dich dann langsam wieder auf. Fließe mehrere Runden ausatmend in die Rundung, und einatmend richte dich wieder auf.

Flow
Mit dem Einatmen hebe deine Ellenbogen mehr an. Dabei fließen deine Fingerspitzen mehr nach oben. Mit dem Ausatmen lasse sie wieder mehr nach unten sinken. Auch deine Schultern sinken wohltuend weg von den Ohren.

Kreisende Arme

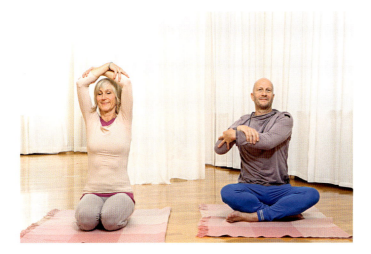

Strecke deine Arme nach oben aus. Greife mit den Händen um die Ellenbogen. Stelle dir vor, deine Arme wachsen von der Taille aus hoch in Richtung Himmel. Bleibe dabei aber weich in deinen unteren Rippen. Bewege dich leicht mit deinem Oberkörper, und finde besonders in deinen unteren Rippen mehr Geschmeidigkeit.

Beginne mit deinen Armen, so wie sie sind, dicht vor deinem Körper zu kreisen. 3 bis 6 Mal in die eine Richtung, dann in die andere.

Erforsche

Vielleicht ist es angenehmer für dich, eher die Unterarme oder sogar die Handgelenke zu greifen. Finde die Entspannung in deinen Schultern und die Länge im Nacken. Führe deine Schultern immer weit weg von den Ohren.

Flow

Mit dem Ausatmen senke die Arme ab. Mit dem Einatmen hebe sie seitlich an.

Meditation

*Bei der Meditation geht es nicht um den Versuch, irgendwo hinzugelangen.
Es geht darum, dass wir uns selbst erlauben, genau dort zu sein, wo wir sind,
und genau so zu sein, wie wir sind, und desgleichen der Welt zu erlauben,
genau so zu sein, wie sie in diesem Augenblick ist.*
Jon Kabat-Zinn[39]

Viele Menschen haben die Vorstellung, zu meditieren bedeutet, sich hinzusetzen und nichts mehr zu denken. Aber das ist nahezu unmöglich, und darum soll es hier auch gar nicht gehen. Wir lernen durch die Meditation, im Hier und Jetzt zu sein und das zu erfahren, was sich gerade zeigen will. Dadurch kann ein anderer Umgang mit Herausforderungen und Stress, heftigen Gefühlen und permanent kreisenden Gedanken entstehen.

Meditation können wir auch nicht einfach »machen«, wir können sie nur zulassen. Wir sind hier in diesem Moment und beobachten, was geschieht, ohne zu bewerten und zu verurteilen. Wir sind hier und lassen uns nicht aus der Ruhe bringen, weder durch umherschweifende Gedanken noch durch äußere Reize. Zumindest ist es das, was wir durch die Meditation kultivieren wollen.

Der Diplompsychologe und Meditationsforscher Ulrich Ott von der Universität Gießen beschreibt die positive Wirkung der Meditation mit folgendem Bild: »Ich gehe beim Meditieren auf einen Berg und schaue hinunter ins Tal. Das heißt, ich bin nun in einer Position, die ein bisschen dem Alltagsgeschäft enthoben ist, und kann auf das Ganze hinunterschauen.«

Indem wir jeden auftauchenden Gedanken und jedes Gefühl wahrnehmen, erkennen und wie einen Freund begrüßen und sogleich wieder loslassen, entwickeln wir allmählich einen Abstand, ein Nichtanhaften, das vergleichbar ist mit dem Blick vom Berg hinunter in das Tal. Wir erkennen, dass der Widerstand, den wir häufig entwickeln, wenn uns etwas unangenehm ist, im Wege steht.

Dieser Abstand, den wir durch ein kontinuierliches Üben nach und nach erreichen, lässt zunehmend das Vertrauen entstehen, dass sogar die größten inneren Dramen und stärksten Gefühle sich wieder auflösen, wenn wir es schaffen, uns nicht von unseren Gefühlen und Gedanken überwältigen zu lassen.

Durch die Meditation entsteht eine Lücke zwischen einem Reiz und unserer Reaktion darauf. Dadurch bekommen wir die Freiheit, vorschnelle Reaktionen zu verhindern. Wir haben uns »besser im Griff« und können somit achtsamer mit unseren Gefühlen und Gedanken umgehen.

Wir brauchen aber auch in der Meditation, wie bei allem, was wir lernen, Zeit, Geduld und Disziplin. Im Zuge des Achtsamkeitstrainings nach Jon Kabat-Zinn hat man festgestellt, dass bereits nach acht Wochen regelmäßiger täglicher Meditation von etwa einer halben Stunde messbare Veränderungen in Gehirnregionen, die für Selbstwahrnehmung, Empathie und Stressreaktionen zuständig sind, stattfinden. Zum Beispiel »stärkt« Meditation den Hippocampus, den Bereich in unserem Gehirn, der für das Gedächtnis, das Lernen und die Verarbeitung von Gefühlen zuständig ist. Durch chronischen Stress verkümmert und stirbt Gewebe im Hippocampus ab, kann aber durch Meditation wieder aufgebaut werden.

Darin kann uns regelmäßige Meditation unterstützen:

- ▸ Mehr im Hier und Jetzt leben
- ▸ Bewusstheit in unseren Entscheidungen
- ▸ Mehr Zugang zu unserer Intuition und Kreativität
- ▸ Entspannung und gesunder Umgang mit Stress
- ▸ Hilfreicher Umgang mit Schmerz, durch weniger Widerstand gegen den Schmerz
- ▸ Vertrauen und Gelassenheit gegenüber den Herausforderungen des Lebens
- ▸ Neugier am Leben und sich selbst besser verstehen
- ▸ Bewusstsein für das, was uns guttut, auch in der Ernährung
- ▸ Freude und Genuss an den kleinen Dingen des Lebens
- ▸ Statt »Ich bin dies und das« mehr ein »ICH BIN«

Hineindehnen in die tiefe Entspannung

Halbes Apanasana

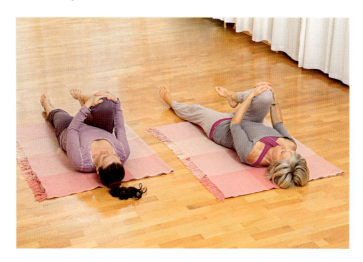

Liege in einer angenehmen Rückenlage mit beiden Beinen angewinkelt und den Füßen aufgestellt. Falls dein Kinn nach oben Richtung Decke ragt, lege eine Decke unter deinen Kopf. Finde so zu mehr Länge und Entspannung in deinem Nacken.

Führe dein rechtes Bein zum Oberkörper und fasse mit deinen Händen um das Knie, Schienbein oder um die Rückseite deines Oberschenkels. Finde immer deine angenehmste Variante.

Nimm den Rhythmus deines Atems wahr. Spüre die Atembewegung in deinem Bauch und die vielen sanften, feinen Bewegungen deines Körpers. Achte darauf, nicht in den Schultern, Armen, Händen und Fingern unnötig anzuspannen. Verweile hier etwa 3 bis 6 Atemrunden.

Flow
Mit dem Ausatmen nimm die Einladung deines Atems an, dich mehr in die Bewegung und Dehnung hineinzuatmen. Mit dem Einatmen bewege das Bein wieder etwas weg vom Oberkörper.

Weiten und schließen

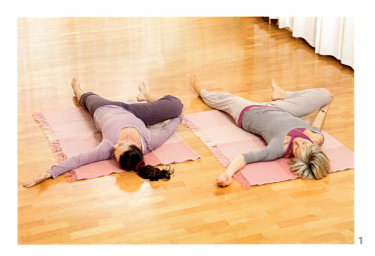

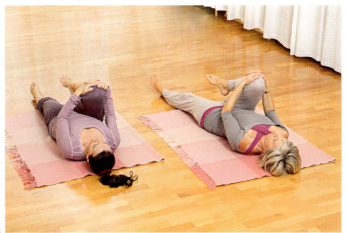

Strecke dein linkes Bein am Boden aus. Falls sich das nicht so gut anfühlen sollte, stelle dieses Bein wieder mehr oder weniger angewinkelt auf.

Breite deinen linken Arm seitlich aus und rolle auch mit deinem Kopf nach links. Greife mit der rechten Hand dein rechtes Knie und führe langsam das Bein nach rechts in Richtung Boden (Abb. 1). Bleibe dabei gleichmäßig mit deinem Becken am Boden. Wie weit kannst du das rechte Bein absenken, ohne mit der gegenüberliegenden Beckenhälfte abzuheben? Halte das Bein gut fest, sodass du in der Dehnung mehr entspannen kannst.

Führe das rechte Bein langsam wieder zurück zur Körpermitte, greife mit beiden Händen um das rechte Knie und führe das Bein sanft in Richtung Oberkörper. Rolle mit deinem Kopf auch wieder zurück in die Ausgangsposition (Abb. 2).

Variante

Richte dich auf, wenn du das Bein angewinkelt zum Oberkörper führst, und fließe mit deiner Stirn entspannt in Richtung Knie. Wenn dein Kopf wieder am Boden ist, rolle mit dem Kopf von Seite zu Seite hin und her, um dadurch Hals und Nacken zu entspannen.

Erforsche

Probiere auch einmal aus, wie weit du das seitlich geführte Bein bewegen kannst – eher hoch in Richtung Achselhöhle oder mehr nach unten. Nimm dabei die feinen Unterschiede in den Dehnungen wahr. Diese feinen Bewegungen erfreuen auch unsere Hüften.

Flow

Mit dem Einatmen bewege deinen linken Arm und deinen Kopf nach links, dein rechtes Bein nach rechts. Mit dem Ausatmen fließe zurück und führe mit beiden Händen dein Bein mehr zum Oberkörper. Fließe 3 bis 6 Runden.

Krokodil (Nakarasana)

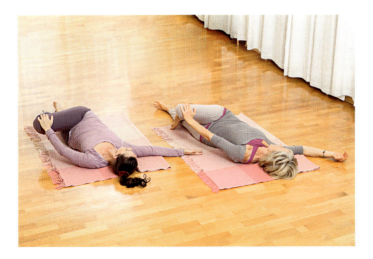

Stelle deinen rechten Fuß leicht auf dem linken Oberschenkel auf. Breite deinen rechten Arm am Boden zur Seite aus und rolle mit deinem Kopf auch nach rechts. Lege deine linke Hand sanft auf die Außenseite deines rechten Beckens und gleite mit dieser Hand an der Außenseite des Oberschenkels zum Knie. Finde dadurch mehr Länge im Oberschenkel und mehr Raum in deiner Leiste/Hüfte. Unterstütze ganz sanft mit dieser Hand die Drehung, ohne dich dabei hineinzudrücken. Bewege dich bewusst vom Nabel ausgehend zurück, greife mit beiden Händen um das rechte Knie und führe das Bein sanft mehr zum Oberkörper. Lasse dein rechtes Bein locker in den Boden gleiten und spüre nach. Kannst du einen Unterschied auf beiden Seiten wahrnehmen?

Beginne nun diesen gesamten Flow mit dem anderen Bein.

Variante

Wenn du ein Bein zum Oberkörper führst, richte dich mit deinem Oberkörper auf und führe deine Stirn in Richtung Knie. Wenn du wieder zurück am Boden bist, rolle mit deinem Kopf von Seite zu Seite hin und her.

Flow

Mit dem Einatmen fließe in die Drehung hinein. Mit dem Ausatmen fließe zurück und greife mit beiden Händen um das Knie. Führe das Bein dabei sanft mehr zum Oberkörper und atme dich mehr in die Dehnung hinein. Fließe 3 bis 6 Runden.

Variante liegender Schuster (Supta Baddha Konasana)

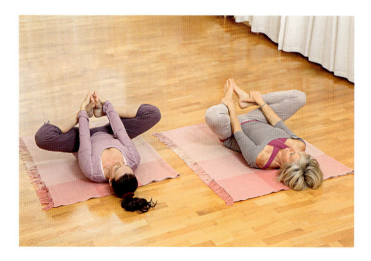

Führe beide Beine angewinkelt zum Oberkörper, gleite mit deinen Knien seitlich auseinander und greife mit deinen Händen um die Fußgelenke oder umfasse deine Unterschenkel. Vielleicht kannst du auch mit deinen Händen die Füße umfassen?

Erforsche

Schaukele mehrmals hin und her und genieße diese feine Rückenmassage.

Rollende Schulterbrücke (Setu Bandhasana)

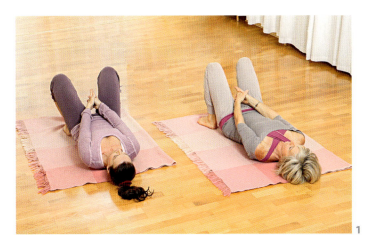

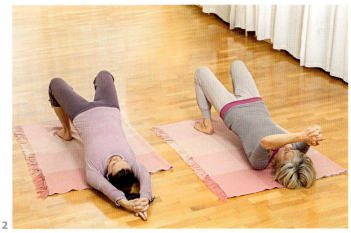

Stelle beide Beine angewinkelt auf, Füße und Knie hüftbreit auseinander. Falte deine Hände und strecke deine Zeigefinger nach vorne aus (Abb. 1).

Schmiege deinen Bauch ganz sanft nach innen, und beginne vom Steißbein aus langsam auf deinem Rücken nach oben zu rollen. Werde dabei in deinem Rücken ganz rund. Führe gleichzeitig deine Arme so weit es für dich angenehm ist nach oben über deinen Kopf (Abb. 2).

Finde die Stabilität über ein bewusstes Verwurzeln deiner Füße im Boden. Nimm die Stabilität in deinen Beinen wahr, und finde die Leichtigkeit im Hoch- und Runterrollen. Finde die Entspannung in deinen Armen und Schultern.

Erforsche
Stelle dir deine Wirbelsäule vor wie eine Perlenkette. Perle für Perle hebst du vom Boden ab und legst wieder ganz bewusst Perle für Perle am Boden auf. Fühlt sich

die Bewegung in deiner Wirbelsäule gleichmäßig geschmeidig an? Oder kannst du Stellen wahrnehmen, die unbeweglich sind und wo sich zwei bis drei Wirbel wie verwachsen anfühlen?

Flow
Mit dem Einatmen rolle nach oben und führe die Arme locker über den Kopf. Mit dem Ausatmen rolle wieder zurück und führe die Arme wieder zwischen die Oberschenkel.

Liegender Schuster und rollende Schulterbrücke nun im Flow

Aus deiner angenehmsten Variante des liegenden Schusters fließt du in die rollende Schulterbrücke mit Armbewegung und wieder zurück in deinen liegenden Schuster.

Flow
Mit dem Einatmen rollst du auf deinem Rücken nach oben und deine Arme fließen mit. Mit dem Ausatmen rollst du zurück, mit dem Einatmen fließt du in die Vorbereitung zu deinem liegenden Schuster. Mit dem Ausatmen atme dich bewusst mehr in dieses Asana hinein. Fließe 3 bis 6 Runden.

Beinstreckung (Supta Padangusthasana)

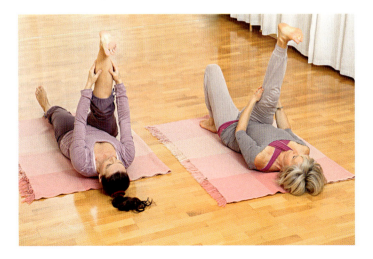

Stelle wieder beide Beine angewinkelt auf. Führe dein rechtes Bein angewinkelt zum Oberkörper und strecke es so weit, wie es für dich angenehm ist, nach oben aus. Greife mit deinen Händen die Rückseite des Oberschenkels. Achte darauf, dass du dabei mit deinen Schultern am Boden bleibst. Ruckele dich etwas mit deinen Schultern hin und her. Achte auf entspannte Arme, Hände und Finger. Häufig spannen wir uns doch immer wieder irgendwo unnötigerweise an.

Wiederhole die Übung mit dem linken Bein.

Flow

Mit dem Ausatmen führe das Bein ganz behutsam weiter zum Oberkörper, vertiefe sanft die Dehnung. Mit dem Einatmen bewege das Bein etwas mehr weg, bis deine Arme gestreckt sind. Fließe 3 bis 6 Runden.

Apanasana mit überkreuzten Fußgelenken

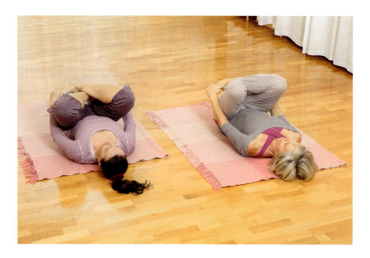

Führe deine Beine angewinkelt zum Oberkörper. Überkreuze deine Fußgelenke, und greife mit den Händen deine Füße. Spüre diese angenehme Dehnung in deinem Rücken. Schaukele auch ein bisschen von Seite zu Seite. Fühle dich getragen vom Boden, und lasse genussvoll mehr los.

Erforsche

Fühlt es sich besser an, wenn du statt der Fußgelenke die Schienbeine überkreuzt? Und dabei deine Hände auf die Knie legst? Überkreuze nun andersherum. Spürst du einen Unterschied?

Position der vollständigen Ruhe (Shavasana)

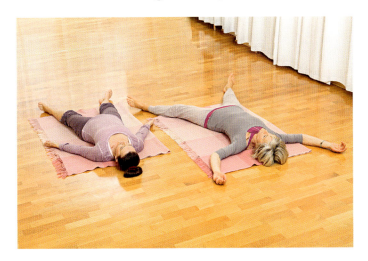

Nach unserem Üben sollte immer auch ein Shavasana folgen. Shavasana gibt unserem Nervensystem Zeit, unser Üben zu integrieren, zu »verdauen«. Unser Körper erlebt nach den vielen Bewegungen eine Zeit der Bewegungslosigkeit und unser Geist eine Zeit der Stille.

Wir kultivieren im Shavasana in besonderer Weise, präsent zu sein – präsent mit all unseren Empfindungen, Gefühlen und Gedanken. Hat sich während unseres Übens etwas verändert? Wie fühlen wir uns, hat sich da etwas verändert? Haben wir eine besondere Qualität kultivieren können oder neue Erlebnisse oder Erfahrungen gemacht, ein neues Bewusstsein von etwas? All das nehmen wir wahr, voller Neugier, und lassen dabei immer mehr los. Es ist ein Loslassen und Geschehenlassen von allem, was ist, ohne Widerstände.

Shavasana sollte mindestens 5 Minuten, besser jedoch 10 bis 15 Minuten oder länger ausgeführt werden, besonders in Zeiten von Stress oder Krankheit.

Erforsche
Um mehr Entspannung im unteren Rücken zu bekommen, lege eine gerollte Decke oder jeweils ein Meditationskissen unter deine Kniekehlen.

Probiere auch einmal aus, wie es sich anfühlt, wenn du deine Arme und Beine weit auseinanderführst und dich wie ein Stern am Boden ausbreitest. Vielleicht kannst du hier mehr Weite in dir und um dich herum wahrnehmen.

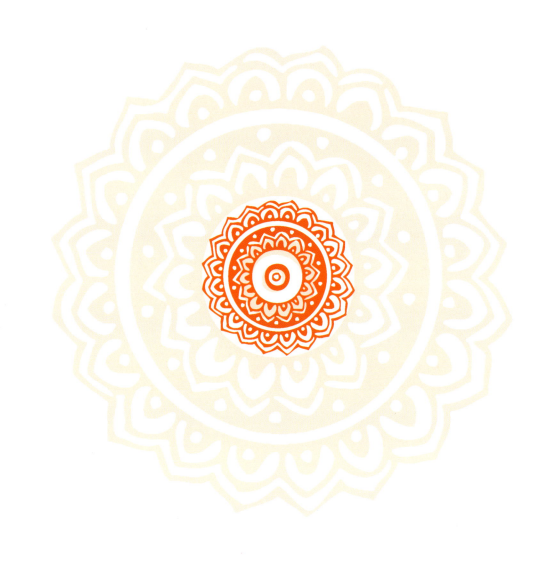

Lass dich fallen. Lerne Schlangen zu beobachten.
Pflanze unmögliche Gärten.
Lade jemanden Gefährlichen zum Tee ein.
Mache kleine Zeichen, die »Ja« sagen,
und verteile sie überall in deinem Haus.
Werde ein Freund von Freiheit und Unsicherheit.
Freue dich auf Träume.
Weine bei Kinofilmen.
Schaukel so hoch du kannst mit einer Schaukel bei Mondlicht.
Pflege verschiedene Stimmungen.
Verweigere, »verantwortlich zu sein« – tue es aus Liebe!
Mache viele Nickerchen.
Gib Geld weiter. Tue es jetzt. Das Geld wird folgen.
Glaube an Zauberei, lache eine Menge.
Bade im Mondschein.
Träume wilde, fantasievolle Träume.
Zeichne auf die Wände.
Lies jeden Tag.
Stell dir vor, du wärst verzaubert.
Kichere mit Kindern. Höre alten Leuten zu.
Öffne dich. Tauche ein. Sei frei. Preise dich selbst.
Lass die Angst fallen, spiele mit allem.
Unterhalte das Kind in dir. Du bist unschuldig.
Baue eine Burg aus Decken. Werde nass. Umarme Bäume.
Schreibe Liebesbriefe.
Joseph Beuys

Ein Dank an die wunderbaren Menschen und das Leben …

Diese Buch reflektiert ein klein wenig meine persönliche Reise in das Älterwerden und in die Fülle meines Lebens. Es ist eine Reise, die vor fast 60 Jahren begann. Ich bin sehr dankbar für all die vielen Erlebnisse, Begegnungen, die Höhen und Tiefen, und bin voller Vertrauen in das, was noch kommen wird.

Von großer Dankbarkeit erfüllt und in tiefer Liebe verbunden bin ich mit meinen verstorbenen Eltern und meinem verstorbenen Ehemann. Sie haben mir so viel gegeben und mich am stärksten geprägt. Meine Eltern haben mir das Vertrauen und die Freude am Leben gegeben und auch die Weisheit des Alters und der Vergänglichkeit. Mit meinem Ehemann habe ich 26 intensive Jahre erlebt, Jahre, die mich in besonderer Weise haben wachsen und reifen lassen.

Besonders dankbar bin ich dafür, wie meine Mutter mir und uns vorgelebt hat, dass alt werden nicht bedeutet, Lebendigkeit, Offenheit, Freude und Genuss zu verlieren. Bis zu ihrem Tod war sie so alterslos jung, schön, lebensfroh und gebend, und alle Generationen haben sich mit ihr sehr wohlgefühlt.

Ich danke dem Leben, dass es mir nach dem Tod meines Mannes wieder eine Liebe geschenkt hat, die mit großer Freude, Offenheit, Reife und in Fülle gelebt wird.

Dankbar bin ich all den vielen Menschen, die mich auf meinem Weg auf kurzen oder längeren Strecken begleitet und inspiriert haben, oder es immer noch oder sogar wieder tun.

Dankbar bin ich für all meine wundervollen Lehrer, im Tanz, im Yoga und den vielen anderen Dingen, die ich gelernt und studiert habe, und all meinen Teilnehmern, von denen ich so viel gelernt habe und immer noch lerne. Ich fühle mich immer wieder inspiriert von ihnen. Sie bringen mir die große Freude am Unterrichten und daran, immer wieder Neues zu lernen.

Und natürlich vielen Dank an all die lieben Menschen, die dieses Buch ermöglicht und an seinem Entstehen teilgenommen haben. Danke Susanne, Viviane, Tom, Lili, Silvia, Michaela, Gerd und Reiner!

Es gibt auf der Welt kaum ein schöneres Übermaß als das der Dankbarkeit.
Jean de La Bruyère

Anmerkungen

1 Vgl. hierzu u.a. Gundula Slomka, *Faszien in Bewegung,* Meyer & Meyer Verlag, Aachen 2015.
2 *Weg des Lichts,* Rowohlt, Reinbek bei Hamburg 1984.
3 Aus einem Interview in der österreichischen Zeitschrift »Welt der Frau« 4/2009.
4 *Begegnung mit Weisheit.* BK Media, Regensburg 2007.
5 Alverde Magazin, Ausgabe Juli 2008, S. 21.
6 *Vom Alter – De Senectute,* Wagenbach Verlag, Berlin 2004.
7 Im Original aus dem Album *Planet Waves,* Asylum Records 1974 (später bei Columbia Records).
8 Interview in »Die Welt« vom 7. November 2014.
9 Sendung im NDR Fernsehen in der Reihe »NDR NaturNah« vom 10. März 2015.
10 *Yoga-Philosophie-Atlas,* via nova Verlag, Petersberg 2013, S. 63.
11 Aus einem Interview mit Mathias Morgenthaler für www.millionways.org.
12 Von der Homepage des Berliner Yoga-Zentrums (www.byz.de).
13 *Awakening The Spine,* Pinter & Martin, S. 34 (engl. Ausgabe, bisher nicht ins Deutsche übersetzt).
14 Aus einem Interview von Mathias Tietke für *Yoga aktuell.*
15 *Fluid intelligence and brain functional organization in aging yoga and meditation practitioners,* in: Frontiers in Aging Neuroscience, 22. April 2014.
16 Die *Yamas* werden weiter unten im Kapitel »Die Weisheit des Yoga« noch näher erklärt.
17 *Patanjalis Yogasutra – Der Königsweg zu einem weisen Leben,* Goldmann Arkana, München 2014, S. 12.
18 Ebd.
19 *Die vier Einsichten – Weisheit, Macht und Gnade der Erdenwächter,* Goldmann Verlag, München 2008.
20 *Der Buddha der Liebe,* Herder, Freiburg 2009.
21 Nicht zu verwechseln mit dem Yogastil des Ashtanga Vinyasa Yoga nach K. Pattabhi Jois.
22 »Ein Gespräch mit T.K.V. Desikachar« in Viveka Heft Nr. 3 (o.J.), *Spiritualität und Ethik,* S.23.
23 *Der Yogaweg des Patanjali – Ein kleiner Leitfaden für Übende und Lehrende,* Via Nova Verlag, Petersberg 2008.
24 Aus: Sandra Sabatini; *Atem – die Essenz des Yoga,* Theseus Verlag, Bielefeld 2010, S.27.
25 Ebd., S. 83.
26 *Zen und Wir,* O.W. Barth Verlag, München 1961.
27 In den Übungsbeschreibungen werden wiederholt diese und ähnliche Formulierungen vorkommen, wie mit den Füßen, dem Nabel, den Armen oder anderen Körperteilen »in den Boden gleiten«, »ins Körperinnere bzw. in den Boden schmiegen«, »nach oben fließen«, »das Gleichgewicht ertanzen«. Diese Ausdrucksform ist im Tanz, in der Körperarbeit und im Yoga gebräuchlich, um das sinnliche Gefühl einer Bewegung und deren energetische Ausrichtung zu verdeutlichen.
28 Vgl. Michael Gershon, *Der kluge Bauch – die Entdeckung des zweiten Gehirns,* Goldmann Verlag, München 2001.
29 Aus dem Interview mit Dr. Britta Hölzel. Das Interview wurde geführt von Christian Fauth, R+V Betriebskrankenkasse, und ist erschienen in: BKKiNFORM, September-Ausgabe 2011 und auf ruv-bkk.de.

30 Abkürzung für *Mindfulness-Based Stress Reduction*, auf Deutsch: Achtsamkeitsbasierte Stressreduktion.

31 William Martin, *Das Tao Te King der Weisen*, Aurum Verlag, Bielefeld 2008.

32 *Der Mensch ist Musik* in: Funktionelle Entspannung – Beiträge zu Theorie und Praxis Heft 36, September 2009.

33 *Leben im Rhythmus*, O. W. Barth Verlag, München 2006, S. 13 f.

34 *Ebd.*, S.115.

35 Aus einer Aphorismensammlung von Hans-Christoph Neuert und Elmar Kupke.

36 *Offen wie der Himmel, weit wie das Meer*, Ullstein Verlag, Berlin 2006.

37 *Gelassenheit – Was wir gewinnen, wenn wir älter werden*. Insel Verlag, Berlin 2014, S 16.

38 Wird dem US-amerikanischen Theologen Reinhold Niebuhr zugeschrieben.

39 *108 Momente der Achtsamkeit*, Arbor Verlag, Freiburg 2009, S. 26.

Literaturempfehlungen

Albom, Mitch: *Dienstags bei Morrie – Die Lehre eines Lebens*. Goldmann Verlag, München 2002

Bobbio, Noberto: *Vom Alter – De Senectute*. Wagenbach, Berlin 2004

Cope, Stephen: *Die Weisheit des Yoga – Auf der Suche nach einem freien, glücklichen und erfüllten Leben*. Goldmann Arkana, München 2007

Cuson, Beate: *Flow Yoga – Meditation in Bewegung*. Theseus Verlag, Bielefeld 2014

Dalmann, Imogen und Martin Soder: *Heilkunst Yoga – Yogatherapie heute*. Viveka Verlag, Berlin 2013

Fürch, Hardy: *Wie Green Yoga die Welt verändert*. Phänomen Verlag, Hamburg 2009

Gerwin, Roswitha Maria: *Das Yogajahr – Leben im Wandel der Jahreszeiten*. Kösel Verlag, München 2006

Janki, Dadi: Begegnung mit Weisheit. BK Media, Regensburg 2007

Dürckheim, Karlfried Graf: *Hara – Die Erdmitte des Menschen*. O. W. Barth, Frankfurt a. M. 2003

Kabat-Zinn, Jon: *108 Momente der Achtsamkeit*. Arbor Verlag, Freiburg 2009

Lasater, Judith: *Living Your Yoga – Finding Your Spiritual in Everyday Life*. Rodmell Press, Berkeley (CA) 2000

Martin, William: *Das Tao Te King der Weisen*. Aurum Verlag, Bielefeld 2008

Northrup, Dr. med. Christiane: *Göttinnen altern nicht – Wie wir der Zeit die Macht nehmen, indem wir uns für die Fülle des Lebens entscheiden*. Goldmann Arkana, München 2015

Dieselbe: *Weisheit der Wechseljahre – Selbstheilung, Veränderung und Neuanfang in der zweiten Lebenshälfte*. Zabert und Sandmann Verlag, München 2016

Sabatini, Sandra: *Atem – Die Essenz des Yoga*. Theseus Verlag, Bielefeld 2010

Salvesen, Christian: *Leben im Rhythmus – Die heilende Kraft der Klänge, Schwingungen und Gefühle*. O. W. Barth Verlag, Frankfurt a. M. 2006

Scaravelli, Vanda: *Awakening the Spine – Yoga for Health, Vitality and Energy*. Fully Revised Edition. Pinter & Martin, London 2012

Schmid, Wilhelm: *Gelassenheit – Was wir gewinnen, wenn wir älter werden*. Insel Verlag, Berlin 2014

Slomka, Gunda: *Faszien in Bewegung – Bedeutung der Faszien in Training und Alltag*. Meyer & Meyer Verlag, Aachen 2015

Skuban, Ralph: *Patanjalis Yogasutra – Der Königsweg zu einem weisen Leben*. Goldmann Arkana, München 2011

Szyper, Dr. Mimi und Dr. Catherine Markstein: *Gestern jung und morgen schön.* Orlanda Verlag, Berlin 2010

Villoldo, Alberto: *Die vier Einsichten – Weisheit, Macht und Gnade der Erdenwächter.* Goldmann Verlag, München 2008

Wolz-Gottwald, Eckard: *Die Yoga-Sutras im Alltag leben – Die philosophische Praxis des Patanjali.* Via nova Verlag, Petersberg 2014

Derselbe: *Yoga-Weisheit leben – Philosophische Übungen für die Praxis.* Via nova Verlag, Petersberg 2009

Quellennachweis

S. 18 aus:
Noberto Bobbio: *Vom Alter – De Senectute*. Wagenbach Verlag, Berlin 2004.

S. 43 aus:
Ralph Skuban: *Patanjalis Yogasutra – Der Königsweg zu einem weisen Leben*. Goldmann Arkana, München 2014, S. 12.

S. 46 aus:
Alberto Villoldo: *Die vier Einsichten – Weisheit, Macht und Gnade der Erdenwächter*. Goldmann Verlag, München 2008.

S. 157 aus:
Schmid, Wilhelm: *Gelassenheit – Was wir gewinnen, wenn wir älter werden*. Insel Verlag, Berlin 2014, S. 16.

S. 198 aus:
Jon Kabat-Zinn: *108 Momente der Achtsamkeit*. Arbor Verlag, Freiburg 2009, S. 26.

Über die Autorin

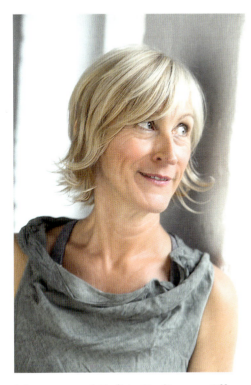

Beate Cuson, Yogalehrerin, Heilpraktikerin, Autorin, aus dem Tanz kommend und glücklicher 57er-Jahrgang. Vor über 30 Jahren begann Beate Cuson verschiedene Bewegungsformen zu unterrichten, u. a. Tanz, Worldbeat, Capoeira, tänzerische Gymnastik, und seit über 24 Jahren nun Yoga.

Bereichert wird ihr Yoga durch eine Fülle an Erfahrungen aus dem Tanz und dem Tanztheater, der Sport- und Tanzmedizin, der aktuellen Faszienforschung, Körpertherapien wie Alexandertechnik, Rolfing und aus spirituellen Wegen, u. a. Buddhismus, vor allem Zen, und dem Dao.

1998 ging sie das Abenteuer ein, Moveo, ein Yogastudio mit Sauna, Massagen und Café in Berlin zu eröffnen; sehr ungewöhnlich zu einer Zeit, als Yoga noch unpopulär war. Seit Januar 2012 geht sie einen neuen Weg ohne das Studio. Ihr Schwerpunkt liegt zurzeit auf Yogareisen, Workshops und Fortbildungen. 2004 wurde ihr erstes Yogabuch »Bodyforming mit Yoga« im Gräfe und Unzer Verlag veröffentlicht, 2007 das zweite Yogabuch »Flow Yoga – Meditation in Bewegung« im Theseus Verlag. 2010 erschien die in Indien gedrehte DVD »Flow Yoga – Poesie in Bewegung« im Theseus Verlag.

Weitere Informationen finden Sie unter www.flowyoga-beatecuson.de.

Die Modelle

Lili Billerbek

Lili Billerbek (Jahrgang 61) ist Diplom-Sportlehrerin, Bodyworkerin und seit 2009 Inhaberin der Lotus Lodge am See, einem Yoga- und Ferienzentrum in der Rheinsberger Seenkette. Nachdem sie viele Jahre bei Beate Cuson lernen und Erfahrungen sammeln durfte, unterrichtet sie dort selbst als Yogalehrerin.

»Yoga ist für mich weit mehr als nur Körpertraining. Es ist ein Weg zur Selbstwahrnehmung und Selbstliebe, ein Weg zur Achtsamkeit und Freude an allem, was ist.«
Lili Billerbek
(www.lotuslodgeamsee.de)

Tom Däumichen

Tom Däumichen, fröhlicher Jahrgang 1959, Musiker, Sänger, Asienliebhaber, Reisender und Yogalehrer. Toms Begeisterung für Yoga wurde vor etwa 30 Jahren während seiner ersten Indienreise geweckt. Seit dieser ersten Begegnung hat er viele unterschiedliche Yogalehrer und Yogastile erlebt, geübt und studiert, u. a. Iyengar Yoga und Yoga Flow. Aus- und Fortbildungen machte er in Indien und Europa, u. a. in Berlin im Yogastudio Moveo bei Beate Cuson. Er unterrichtet laufende Yogakurse in Berlin und Brandenburg und auch Yoga im buddhistischen Kloster. Seine Kurse sind bei jung und alt, dick und dünn, Frau und Mann sehr beliebt.

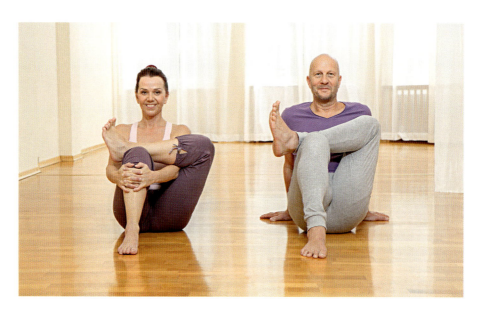

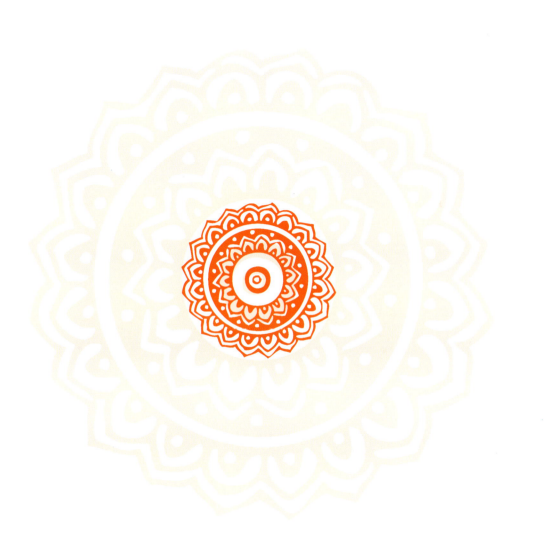

Handbuch der Anti-Stress-Methoden

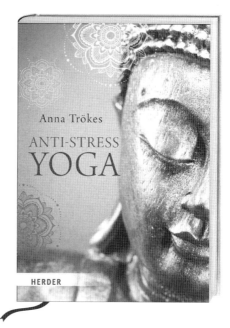

Anna Trökes
Anti-Stress-Yoga
mit schw.-w. Illustrationen
272 Seiten
ISBN 978-3-451-31268-7

Seit Jahrtausenden lehren die Meister des Yoga den Menschen Strategien, Stress abzubauen und bei sich und in ihrer Kraft zu bleiben. Wichtigster Ansatzpunkt dabei sind unsere inneren Einstellungen. Die Anwendung von Yoga-Konzepten unterstützt uns darin, Gedanken und Gefühle zu kontrollieren; es wird dem Geist möglich, zu Ruhe und Klarheit zurückzufinden. Anna Trökes ist eine der führenden Yoga-Autorinnen und Yoga-Lehrerinnen Deutschlands. Sie unterrichtet seit über 25 Jahren, hat eine eigene Yoga-Schule in Berlin und bildet Yoga-Lehrer und Yoga-Lehrerinnen aus.

In jeder Buchhandlung

HERDER
Lesen ist Leben

www.herder.de

Mit Kundalini-Yoga durch die Wechseljahre

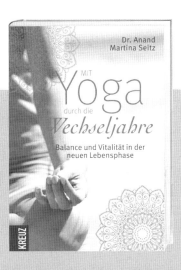

Anand Martina Seitz
Mit Yoga durch die Wechseljahre
Balance und Vitalität in der neuen
Lebensphase
mit zahlr. schw.-w. Illustrationen
224 Seiten
ISBN 978-3-451-61377-7

Die Wechseljahre sind eine Zeit des Wandels und des Neubeginns. Das Buch gibt aus Sicht des Yoga Impulse und Anregungen für diese Zeit: Wie kann ich im Wandel stabil und kraftvoll bleiben oder werden? Wie finde ich zur inneren Harmonie? Frau Dr. Anand Martina Seitz zeigt, welche Wege Yoga als Weisheitslehre eröffnet und – ganz praktisch – welche Yoga-Übungen hier wirksam werden können. Es geht darum, die Zeit der Wechseljahre als spirituellen Wachstumsprozess nutzen zu können.
Die Autorin beschäftigt sich in ihrer Lehr- und Beratungstätigkeit seit vielen Jahren mit Frauen in Wachstums- und Transformationsprozessen und bietet zahlreiche Kurse, Workshops und Fortbildungen in Deutschland und Europa an.

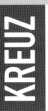

In allen Buchhandlungen oder unter
www.kreuz-verlag.de
Was Menschen bewegt